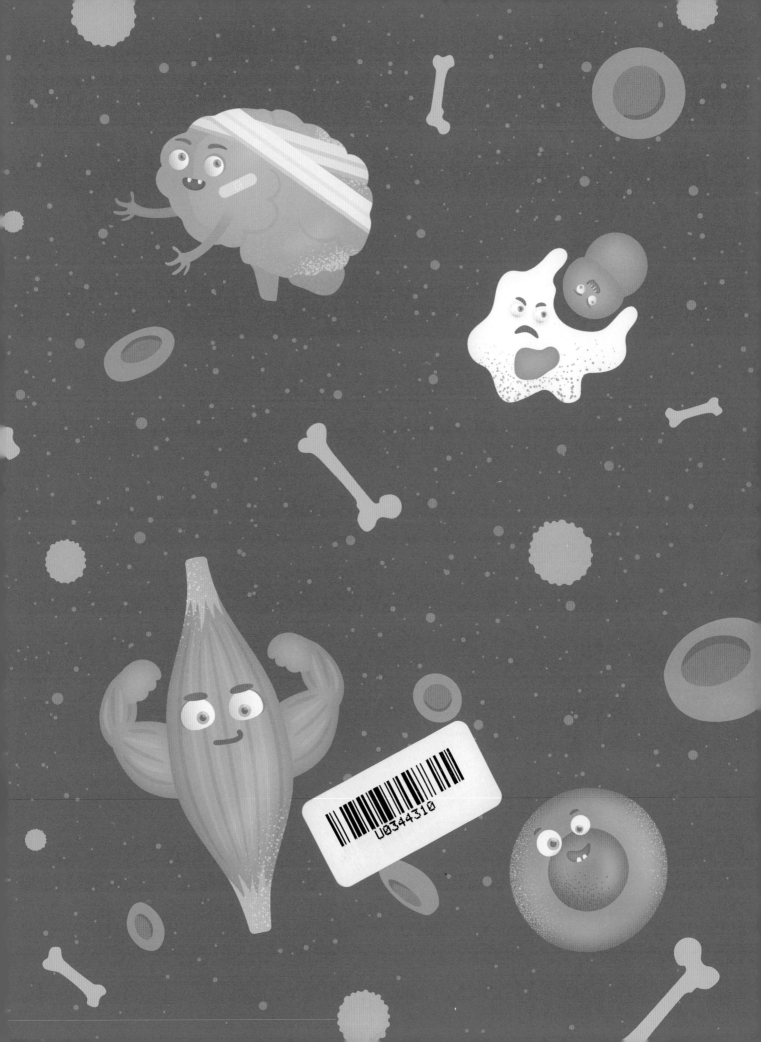

U0344310

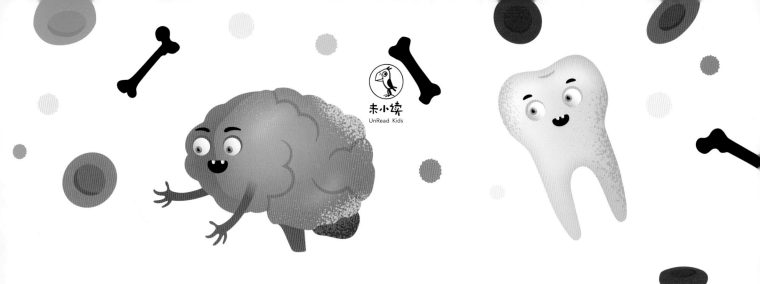

DK 身体百科

[英] 比帕莎·乔杜里 / 著

刘宣谷 / 译

贵州出版集团
贵州人民出版社

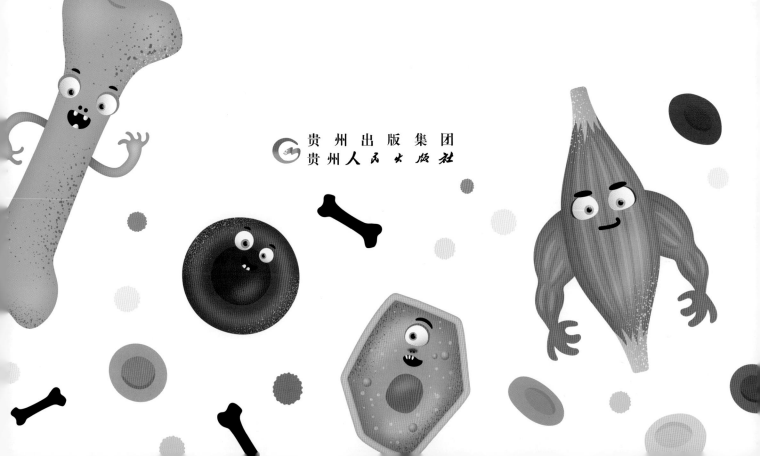

目录

DK | Penguin Random House

www.dk.com

图书在版编目（CIP）数据

DK 身体百科 /（英）比帕莎·乔杜里著；刘宣谷译 . -- 贵阳：贵州人民出版社，2023.6（2023.8 重印）

书名原文：The Body Book

ISBN 978-7-221-17674-5

Ⅰ . ① D… Ⅱ . ①比… ②刘… Ⅲ . ①人体—少儿读物 Ⅳ . ① R32-49

中国国家版本馆 CIP 数据核字 (2023) 第 099698 号

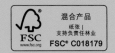

混合产品
纸张 |
支持负责任林业
FSC® C018179

Original Title: The Body Book

Copyright © Dorling Kindersley Limited, 2022
A Penguin Random House Company
Simplified Chinese edition copyright © 2023
United Sky (Beijing) New Media Co., Ltd.
All rights reserved.

贵州省版权局著作权合同登记号 图字：22-2023-049 号

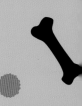

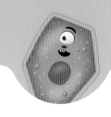

这本书里有些与身体有关的词怪怪的，不过没事，遇到意思你拿不准的，就翻翻书后面的术语表，它能帮到你。

DK SHENTI BAIKE

DK 身体百科

[英]比帕莎·乔杜里 / 著

刘宣谷 / 译

出版人　朱文迅
策划编辑　王茗一　韩优　宫璇
责任编辑　陈田田　潘媛
封面设计　程阁
责任印制　赵路江

出　版　贵州出版集团　贵州人民出版社
地　址　贵州省贵阳市观山湖区会展东路 SOHO 公寓 A 座
发　行　未来（天津）文化传媒有限公司
印　刷　北京顶佳世纪印刷有限公司
版　次　2023 年 6 月第 1 版
印　次　2023 年 8 月第 2 次印刷
开　本　889 毫米×1194 毫米　1/16
印　张　4.5 印张
字　数　50 千
书　号　ISBN 978-7-221-17674-5
定　价　68.00 元

未小读
UnRead Kids
和世界一起长大

客服咨询

本书若有质量问题，请与本公司图书销售中心联系调换，
电话：(010) 52435752

未经许可，不得以任何方式
复制或抄袭本书部分或全部内容
版权所有，侵权必究

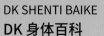

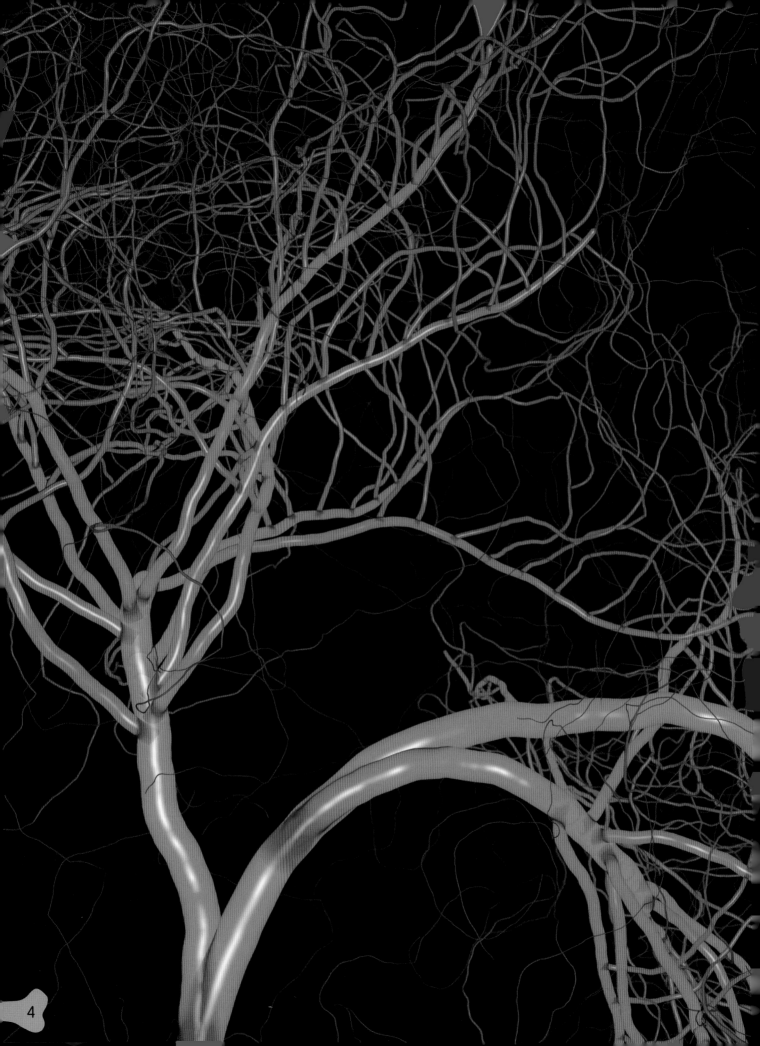
4

写给小读者的话

　　瞧你这一身了不起的本事！ 能溜达，能进食，还能动脑思考……数不清的活动它一天天翻着花样做，甚至有些事你自己还没意识到，身体就已经自己搞定啦！想过没，为啥你从来不会忘记呼吸？还有，你的心脏每分钟跳动几下？这一桩桩、一件件，你小小的身体偏能安排得妥妥当当，成全一个活蹦乱跳的"你"！怎么说呢，身体中的器官，就好比管弦乐队里的成员，大家**彼此配合、一起运转**，只为让你的每个部位，或者说让每个部位的你，都健健康康。

　　那么，人体内部到底是如何运转的？ 我们人类对自己身体的认知与了解，从古至今经历过怎样的变化？这本书会带你一探究竟。读过之后再看自己的身体时，我想你会喜滋滋地说："瞧我这一身大能耐！"

Bn Choudhury

比帕莎·乔杜里　博士

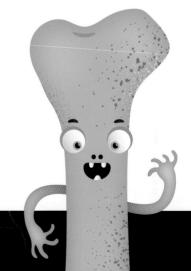

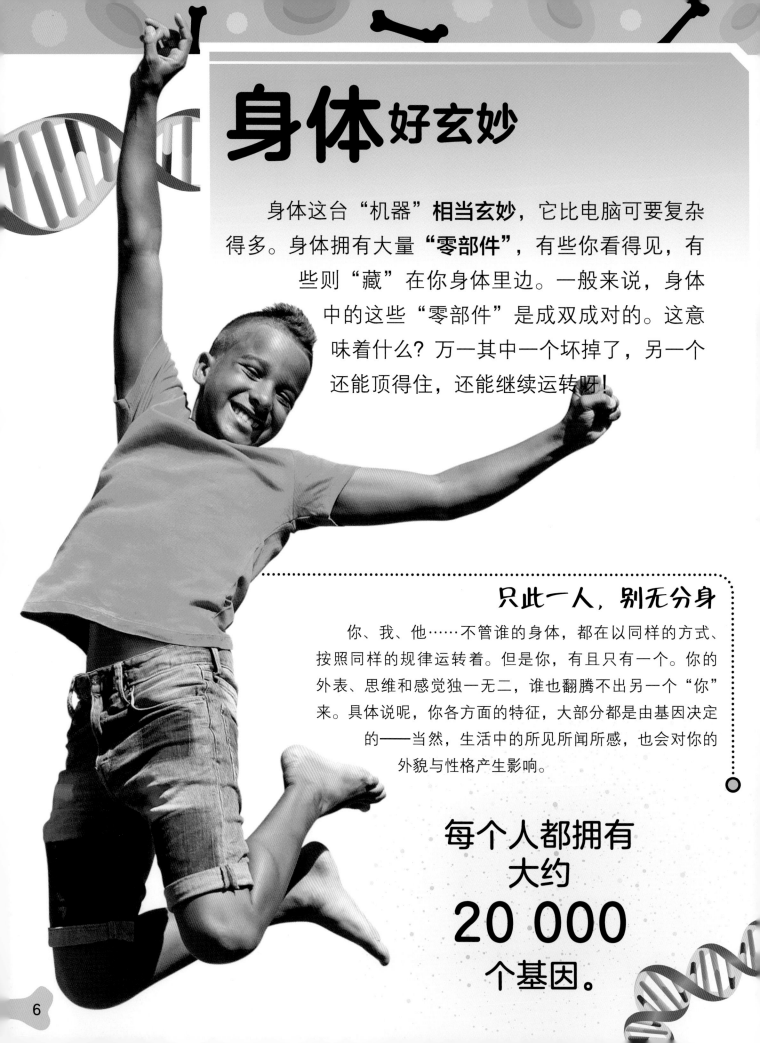

身体好玄妙

身体这台"机器"**相当玄妙**，它比电脑可要复杂得多。身体拥有大量**"零部件"**，有些你看得见，有些则"藏"在你身体里边。一般来说，身体中的这些"零部件"是成双成对的。这意味着什么？万一其中一个坏掉了，另一个还能顶得住，还能继续运转呀！

只此一人，别无分身

你、我、他……不管谁的身体，都在以同样的方式、按照同样的规律运转着。但是你，有且只有一个。你的外表、思维和感觉独一无二，谁也翻腾不出另一个"你"来。具体说呢，你各方面的特征，大部分都是由基因决定的——当然，生活中的所见所闻所感，也会对你的外貌与性格产生影响。

每个人都拥有
大约
20 000
个基因。

基因

你身体的每个部位该怎么长、要长成什么样，都由一套指令说了算，这套指令便是基因。基因在哪儿？它就待在你身上的每一个细胞里。每个基因都有两个版本：一个来自妈妈，另一个来自爸爸。每位小读者的基因都是独一无二的，不过也有例外，比如两个长得一模一样的双胞胎，他俩身上的基因大部分都是相同的。

脱氧核糖核酸（DNA）

染色体由一种名叫脱氧核糖核酸的化学物质（也就是我们常说的DNA）紧密盘绕而成，如果你把两股拧在一起的DNA长链解开，它看上去就像一个扭曲的梯子。

染色体

你的每个细胞中都有23对染色体。这些染色体一半来自你妈妈，一半来自你爸爸。

细胞核

细胞核是细胞的"指挥中心"。你身上每个有细胞核的细胞里，都包含有你的染色体；而染色体里，又包含着你的基因。

基因

DNA上的一个个小片段，就是咱们所说的"基因"。每个染色体中都有成千上万个基因。

遗传学

孩子之所以长得像父母，是因为遗传了父母的基因。就拿你来说吧，照照镜子：为什么你的眼睛长得像妈妈，头发颜色却和爸爸的一样？因为你从妈妈那里遗传了一些基因，同时又遗传了爸爸的一部分基因呀。

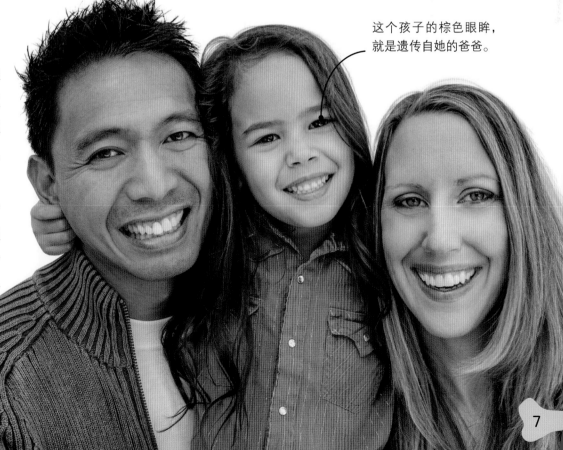

这个孩子的棕色眼眸，就是遗传自她的爸爸。

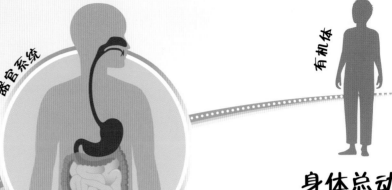

几种器官"抱团儿"一起工作，就构成了器官系统。比如口腔、咽、胃和肠等器官，共同组成消化系统，专门负责从我们吃的食物中摄取能量和营养。

器官系统

有机体

身体总动员

几大器官系统"群英荟萃"，这才共同构建出一个完整的有机体。从细胞到系统，唯有保证身体每处"犄角旮旯"、每个"砖头瓦块"都能好好运转，我们才算健康！

器官

器官由两种或两种以上组织构成。这些组织协同运转，发挥特定作用。比如，胃能消化食物，正是胃黏膜和肌肉组织协同运转的结果。

骨组织是一种结缔组织——它将身体的诸多部位连接起来。

组织

无数具有类似功能的细胞组合成"组织"，协力运转。比如右图上这些胃黏膜的腺体细胞，它们的共同任务便是生成胃酸。

细胞的种类

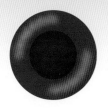

红细胞

红细胞没有细胞核。它们形状独特，故而能在血管管腔中优游自如。

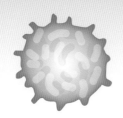

白细胞

白细胞本身还能分出好几种不同类型。它们能对抗感染。

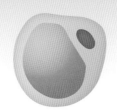

脂肪细胞

脂肪细胞遍布全身，它们负责能量储存，十分重要。

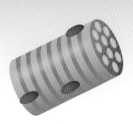

肌细胞

肌细胞构成肌肉，而肌肉通过收缩和舒张助你实现一举一动。

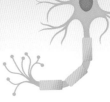

神经细胞

神经细胞向身体各处发出电信号，以此告诉身体该做什么。

我们身上的"砖头瓦块"

细胞

细胞质

细胞核

细胞膜

宏伟城池，起于一个个砖头瓦块。那身体呢？"搭建"我们身体的最小单位，是细胞。细胞各处其位，构成种种组织；组织间彼此结合，构成器官。而器官们"荟萃一堂"、通力协作，构筑成一个神奇的有机体——就是你！

细胞由一层薄膜包裹着，我们管这层膜叫细胞膜。穿过它，你会发现细胞内充盈着液态的细胞质。在这"汤汤水水"里，漂着各种细胞器，你也可以管它们叫"微器官"。其中，最重要的是一种叫细胞核的细胞器，它里面装满了指令，细胞该做什么全都得听它的指挥。

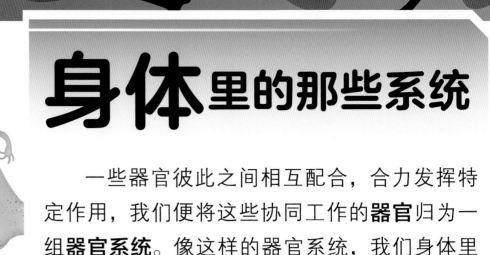

肌肉

骨骼

身体里的那些系统

一些器官彼此之间相互配合，合力发挥特定作用，我们便将这些协同工作的**器官**归为一组**器官系统**。像这样的器官系统，我们身体里**有好多**，不妨先挑几个最重要的给你说一说。

肌肉骨骼系统

肌肉富有弹性，骨骼则相当坚硬。附着在骨骼上的肌肉，连带着骨骼，共同构成肌肉骨骼系统。仰赖于它们的协作，我们才有了一举一动。

脑

神经系统

脑、脊髓和神经共同构成神经系统。脑储存记忆，发号施令；脊髓和神经呢，负责在大脑和全身之间传送信息。

呼吸系统

呼吸系统由肺和呼吸道构成。它帮我们吸入富含氧气的空气，呼出废气二氧化碳。

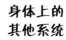

身体上的其他系统

还有一些器官系统这里没提到。比如泌尿系统，专门负责产生尿液；再比如免疫系统，一门心思对抗感染。

构成器官的是细胞——对，就像俺这样的"小小兵"！

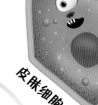

皮肤细胞

红细胞

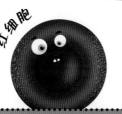

牙齿

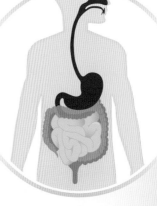

循环系统

循环系统由心脏和血管组成。它的主要作用之一，就是为身体各个部位提供氧气。具体说来，是由红细胞将氧气输送到全身各处。

消化系统

这个系统始于口腔，终于屁股。它的职责就是将吃进来的食物消化了，转化成满满的能量供身体所需。这当中，坚固的牙齿是整个消化过程的排头兵，它们负责"打头阵"，将食物磨碎。

生殖系统

没有生殖系统，就不会有一个接一个的小宝宝诞生。男性生殖器官生成精子；女性生殖器官生成卵子。这两种生殖细胞最终在女性的子宫里结合，逐渐发育成胎儿。

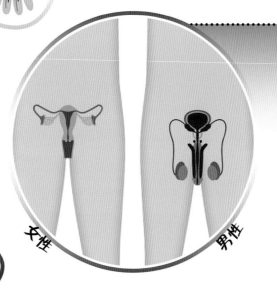

女性

男性

壮哉骨骼

如果没个**框架**帮忙支棱起来，我们的身体该如何"顶天立地"？幸好有骨骼在。它不但能将七七八八的东西拢在一起，也让我们的肌肉有了可附着的"依靠"。组成骨骼的，是一块块结实的硬骨头，其中有些保护着你的器官。

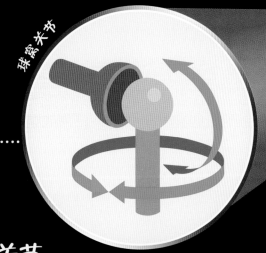

球窝关节

关节

两个（或更多）骨头彼此相接合的地方，我们称为关节。将骨头接合在一起的坚韧组织，我们管它叫韧带。有了关节，我们才能屈、能伸，甚至婆娑起舞！就拿髋关节来说吧，那模样好似一只小球窝在凹槽里，难怪股骨头几乎能朝任何方向转动呢。

哎哟！不小心碰到手肘后边的"**麻筋儿**"了，好酸麻！其实呀，那有酸麻感的根本就不是什么筋，而是肘关节后侧的**尺神经**。

软骨

在骨头接合的地方，还存在着一种名曰"软骨"的组织。软骨组织柔韧有弹性，能保护骨头表面，免得它受磨损。另外，我们耳朵和鼻尖附近长的也都是软骨——摸摸看，是不是软软又弹弹？

软骨

内柔外刚

骨头硬邦邦的——那是外面罢了，里面其实软软的，像海绵一般布满了小孔洞。也正因为如此，骨头才显得不是特别沉重。这些小孔洞里分布着许许多多的血管和神经，此外骨头中还充盈着骨髓——这种物质乍一看跟果冻似的。

X 射线

有了X射线图像的协助，医生能对骨骼的健康状况做出更精准的判断。说起它的发现，实属偶然，所以科学家才会管它叫"X射线"。毕竟"X"代表"未知数"嘛！

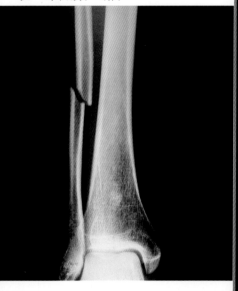

骨折

骨骼质密坚硬，所以会在X射线图像中呈白色。你能从这个X射线图像上看出哪里骨折了吗？

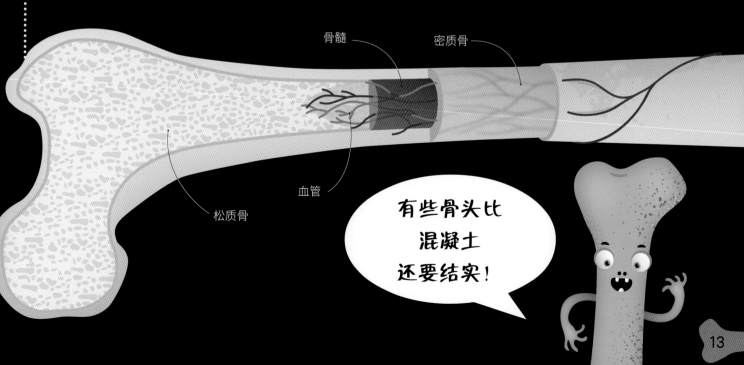

骨髓　　　密质骨

血管

松质骨

有些骨头比混凝土还要结实！

成双好搭档

你的一举一动，都是肌肉成对儿协作的结果。想想打保龄球的时候，你的手臂是不是先弯曲后伸直？那是肱二头肌和肱三头肌这组搭档一起帮你的忙。

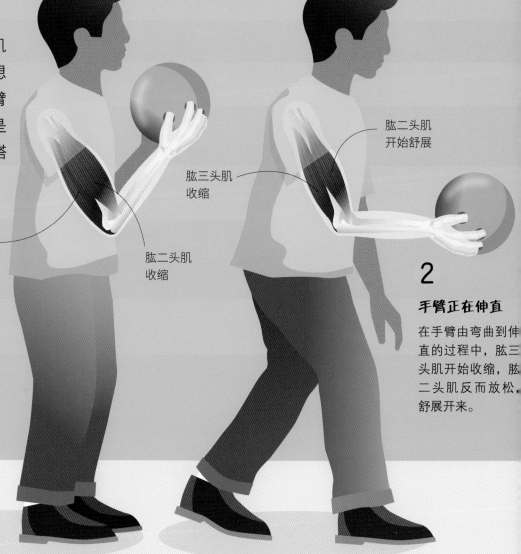

肱三头肌舒展

肱三头肌收缩

肱二头肌收缩

肱二头肌开始舒展

1　手臂弯曲

开始准备打保龄球了！由于肱二头肌收缩，你的手肘自然弯曲。与此同时，肱三头肌放松，成舒展状态。

2　手臂正在伸直

在手臂由弯曲到伸直的过程中，肱三头肌开始收缩，肱二头肌反而放松，舒展开来。

肌肉有大力

但凡你**动**了——不管是身体上哪个部位动，那都是几组肌肉协同工作的结果。一块肌肉**收缩**，与此同时另一块肌肉**放松**，对，就是这样。如果没有肌肉，别说走路了，就连微微笑、眨眨眼都难于上青天！

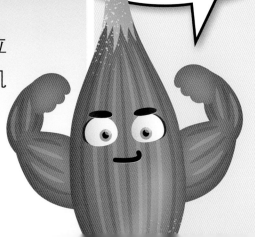

你身上哪块肌肉最大？当然是你屁股上的臀大肌呀！

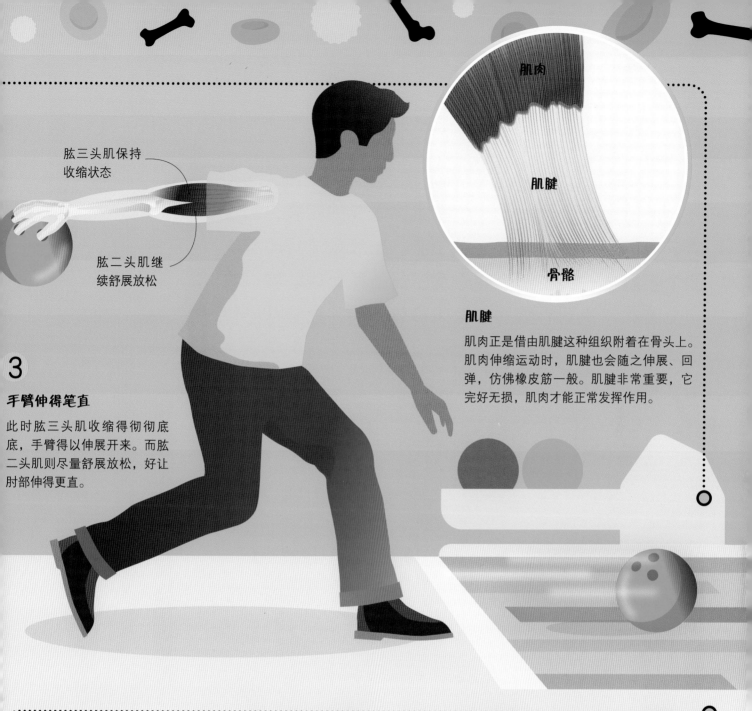

肱三头肌保持
收缩状态

肱二头肌继
续舒展放松

肌腱

肌肉正是借由肌腱这种组织附着在骨头上。
肌肉伸缩运动时，肌腱也会随之伸展、回
弹，仿佛橡皮筋一般。肌腱非常重要，它
完好无损，肌肉才能正常发挥作用。

肌肉

肌腱

骨骼

3

手臂伸得笔直

此时肱三头肌收缩得彻彻底
底，手臂得以伸展开来。而肱
二头肌则尽量舒展放松，好让
肘部伸得更直。

肌肉的类型

　　别看都是肌肉，我们身
体各部位需要的肌肉类型可
不太一样：我们可以支配骨
骼肌，想让它动，它就动；
心肌和平滑肌则不听我们的
差遣，而是自顾自持续工作，
忙个不停。

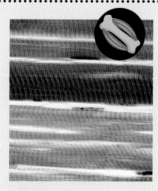

骨骼肌

骨骼肌附着在骨骼上，牵
动骨骼促使其运动。

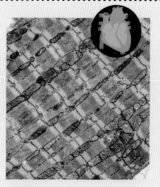

心肌

构成心脏的是心肌。正是
心肌让心脏得以保持跳动，
像泵一样不断抽送血液，
促使血液流遍全身。

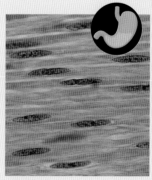

平滑肌

像膀胱、胃等器官的内壁
上，就分布着平滑肌。

心跳怦怦怦

　　说白了，心脏就是一个由肌肉做成的**口袋**，它像水泵似的，不断向全身抽送血液。血液会流经心脏的**四个腔室**——其中两个叫心房，另外两个叫心室。收集血液并输送到心脏的血管叫静脉，而将血液从心脏输送到身体各处的血管叫动脉。

肺动脉将含氧量低的血液输送到肺部。

肺

为了能给身体源源不断地输送氧气，同时将二氧化碳排出体外，肺和心脏协力配合，一起工作。

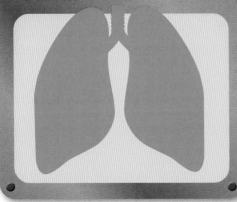

供血

　　心脏需要不断给自己供血，才能保持工作状态。冠状动脉将氧气输送到心壁，冠状静脉将二氧化碳等废物带走。

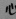

心

在心脏的腔室内，含氧量高的富氧血和含氧量低的贫氧血被隔绝开来，各行其道、各处其室，彼此不会混融。

肺静脉将含氧量高的血液从肺部输送到心脏。

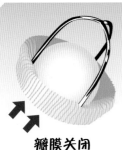

瓣膜关闭
血液停止流动

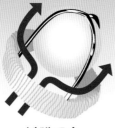

瓣膜开启
血液畅行无阻

≪ 瓣膜移植

　　心脏瓣膜保证血液按正确的方向流动，不过它们也有无法正常工作的时候。一旦如此，有的医生会考虑为患者植入人工心脏瓣膜。历史上第一例心脏瓣膜移植手术，是在20世纪60年代完成的。

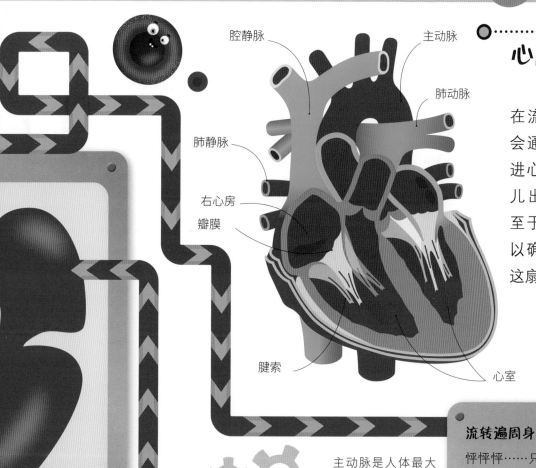

腔静脉　　　　　　　　　　　主动脉

肺动脉

肺静脉

右心房

瓣膜

腱索　　　　　　　　　　　　心室

心脏构造里边瞧

　　流遍全身各处的血液，在流进左、右心房后，又会通过瓣膜这扇"门"走进心室，然后，由心室这儿出发，被推送出心脏。至于腱索，它牵制着瓣膜以确保其安全，免得瓣膜这扇门开合过了头！

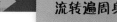

主动脉是人体最大的动脉，负责向全身输送血液。

流转遍周身

怦怦怦……只要心跳不停，你全身的血液流动便不会停止。流啊，流啊……日夜奔流不知疲倦，无论你是睡是醒！

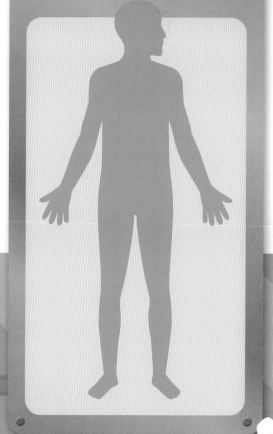

你的心脏
每分钟跳动
70～120次！

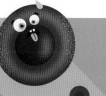

腔静脉是人体最大的静脉，负责将贫氧血由身体各处输送到心脏。贫氧血内含有一种名为二氧化碳的废气。

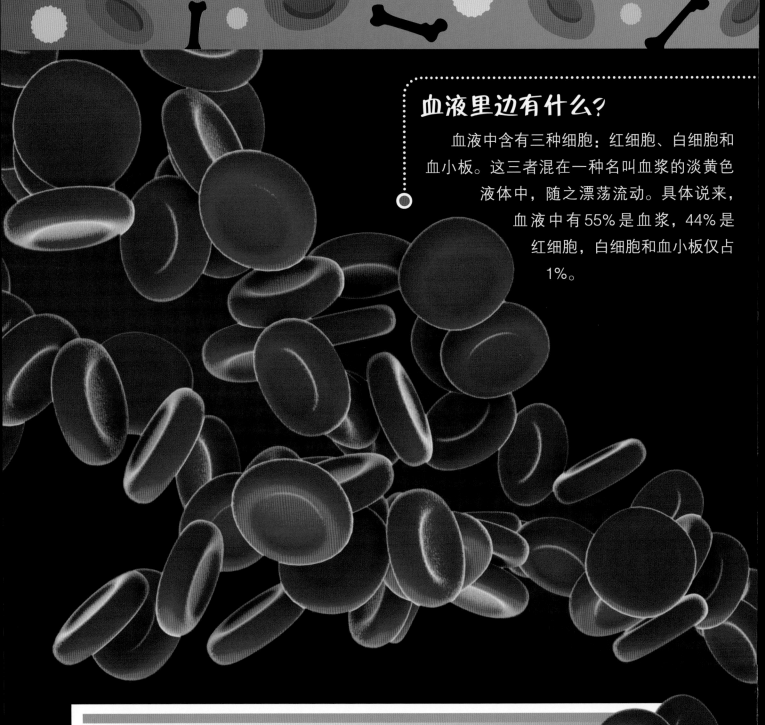

血液里边有什么?

血液中含有三种细胞:红细胞、白细胞和血小板。这三者混在一种名叫血浆的淡黄色液体中,随之漂荡流动。具体说来,血液中有55%是血浆,44%是红细胞,白细胞和血小板仅占1%。

血

有种管道,仿佛一张大网遍布你全身,这便是**血管**——血液流动的必经之路。经由血管,血液一方面将**氧气**输送到身体的每个部位,保持它们正常运转;另一方面又将**二氧化碳**带走,一路送到肺部,呼出体外。不仅如此,血液还有**抵抗感染**的能耐。

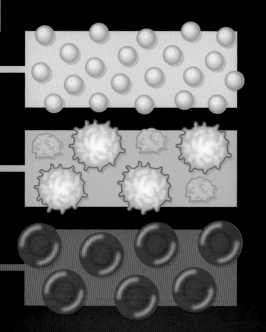

血浆

血浆的主要成分是水，其余则是抗体（专门抵抗感染）、蛋白质、废物等各类物质的混合物。

白细胞与血小板

白细胞在你体内四处"巡逻"，随时随地杀死病菌。你受伤时，随血浆流经伤口的血小板能促进伤口愈合。

红细胞

血为什么是红的？因为红细胞中含有一种蛋白质，我们称其为血红蛋白。说起来，血液能输送氧气这件事，也是血红蛋白的功劳。

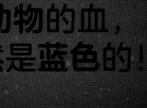

螃蟹、龙虾等**动物的血，**竟然是**蓝色**的！

血型

血液主要有四种类型：A型、B型、O型和AB型。你是哪种血型，取决于你体内红细胞表面的抗原或蛋白质。

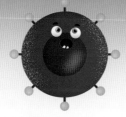

A型

A类抗原存在于红细胞表面。

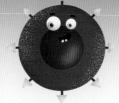

B型

B类抗原存在于红细胞表面。

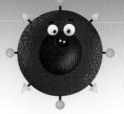

AB型

红细胞表面同时有A类和B类两种抗原。

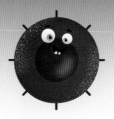

O型

红细胞表面什么抗原也没有。

血液的故事

血液有什么奥秘？它在人体内是怎样循环的？从古至今，人们对它的认知已然有了翻天覆地的变化。在这漫长的过程中，随着对人体研究的不断深入，血液的个中奥秘渐渐被人类摸索了出来。

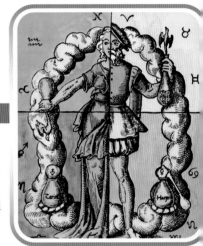

古埃及人

古埃及人认为，人体内的诸多血管各司其职，会各自将血液、鼻涕和眼泪等不同液体由身体器官输送到心脏。

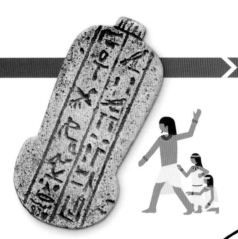

四种体液

古希腊医生认为人体内有四种"体液"：血液、黏液、黑胆汁和黄胆汁。

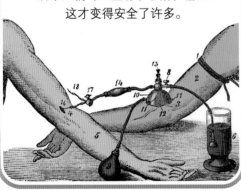

后来人们对血型有了了解，输血这才变得安全了许多。

所谓输血，就是将血液从一个动物转移到另一个动物身上。

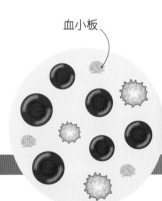

血型

1901年，奥地利科学家卡尔·兰德斯坦纳（Karl Landsteiner）发现人有不同的血型。

输血

科学家曾用狗、羊成功进行过输血试验。在此基础上，1818年第一次成功实现人与人之间的输血。

白细胞

1843年，科学家首次观测到血液中有白色微粒和红色微粒，其中白色微粒便是白细胞。

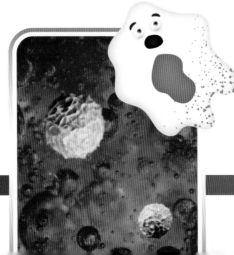

血小板

起初看到这些奇形怪状的微粒时，科学家们还以为是受损的血细胞呢。直至1882年，人们才确定了它的实际身份：血小板。

血小板

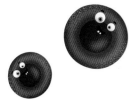

古印度

在约公元前600年的古印度，当时的医生认为可以借由感受脉搏来判断患者的体液是否处于平衡状态。

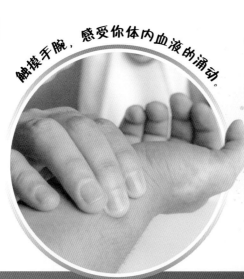

触摸手腕，感受你体内血液的涌动。

血液总重量大约占你体重的 **8%**。

血管

古罗马人最早提出了"血液经由血管输送"的观点。不过，他们同时也认为，因为肝脏造血，所以血液是从肝脏而不是心脏流向全身的。

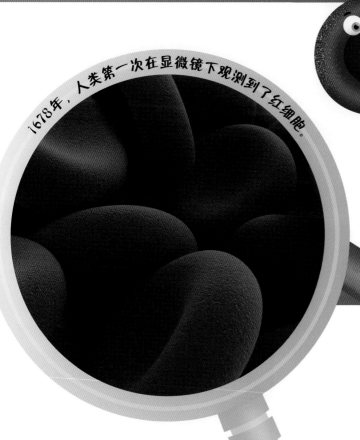

1678年，人类第一次在显微镜下观测到了红细胞。

威廉·哈维（William Harvey）

这位英国医生发现了心脏与血管之间的关联，以及血液是如何从身体其他部位向心脏流入再从心脏排出的。

以血止血

20世纪初的科学实验表明，血液中的血小板会聚集到伤口处，形成血块从而止血。

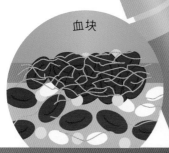

血块

时至今日

献血者所捐献血液中的白细胞会被滤除掉。此外，红细胞和血小板有时也会被分离开，以便有针对性地为患者提供所需。

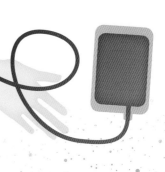

肺里啥模样?

空气先是钻入鼻子和嘴巴，之后顺着气管一路下来进入肺部。气管有两个分支，名叫支气管，两边各自通向一叶肺。支气管还会继续分出更细小的"枝枝杈杈"，其中最小的被称为细支气管。细支气管末端的小小气囊泡，就是肺泡。

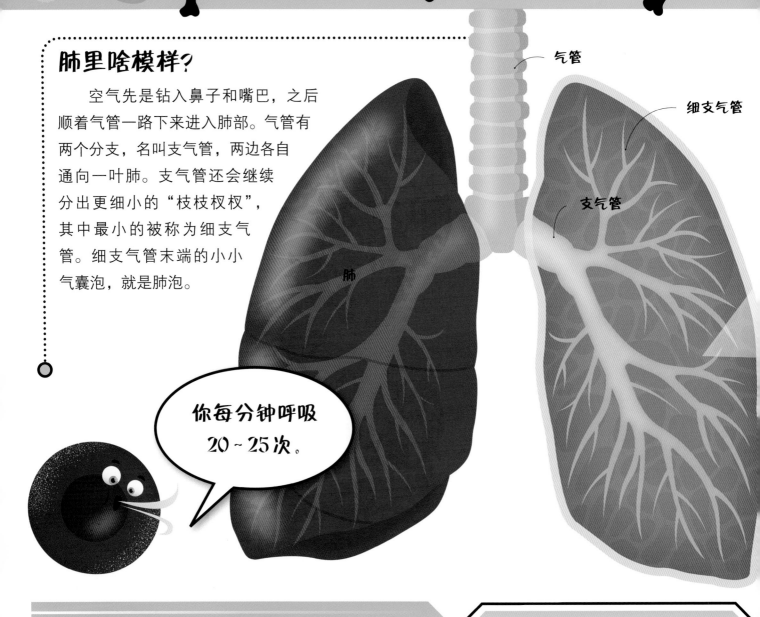

气管

细支气管

支气管

肺

你每分钟呼吸
20 ~ 25 次。

一呼一吸间

要想让身体细胞正常工作，**氧气**不可或缺。你一吸气，新鲜的氧气便充满肺部。而当你呼气时，废气**二氧化碳**便被排出体外。

≪ 呼吸好帮手

科学家发明出"铁肺"这种机器，专门用来帮助那些呼吸困难的人。患者躺在一个大金属管中，机器将空气抽进、送出，好让他们的肺能维持运转。

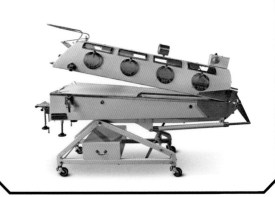

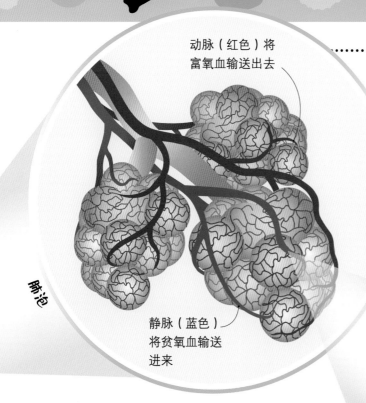

动脉（红色）将富氧血输送出去

肺泡

静脉（蓝色）将贫氧血输送进来

气体交换

每个肺泡上都密密匝匝地裹着数不清的微小血管，人称毛细血管。在这些毛细血管的作用下，气体得以进出肺泡：氧气透过肺泡壁进到血液中；反之，二氧化碳由血液进入肺泡，继而被呼出体外。

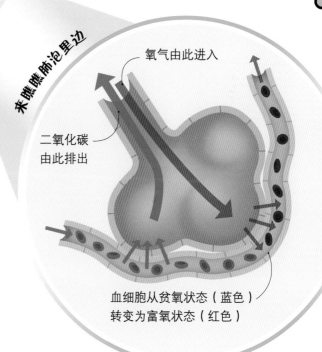

来瞧瞧肺泡里边

氧气由此进入

二氧化碳由此排出

血细胞从贫氧状态（蓝色）转变为富氧状态（红色）

进与出

横膈膜是位于胸廓下方的一大片肌肉。当你吸气时，横膈膜收缩，把空气吸入肺部；当你呼气时，横膈膜放松，将空气排出体外。吸气时，附着在胸廓上的肌肉会上移并向外突出，以适应扩张的肺部。

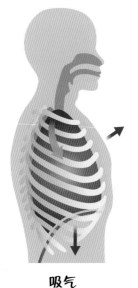

吸气

横膈膜变平，肺部和胸廓变大。

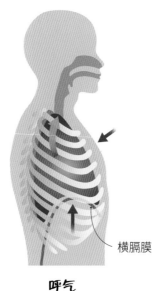

横膈膜

呼气

肺部和胸廓收缩，横膈膜向上放松。

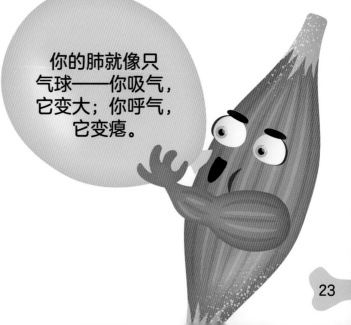

你的肺就像只气球——你吸气，它变大；你呼气，它变瘪。

聪明莫若脑

对于世界万象，为什么你看得见、听得着、做得了、感觉得到，还能来一番思考？因为你有脑。脑的不同部位各司其职，正是在它们的**控制下**，你才能实现以上种种活动。我们的脑包含数十亿个细胞，这些细胞人称"**神经元**"，它们通过一张由神经构成的"大网"，与身体其他部位交流互通。

大脑

大脑在脑中所占的比重最大，它的表面被分为四个不同的脑叶。

额叶

有性格

每个人的性格都跟他的额叶脱不了干系。比如你的谈吐、举止，你喜欢什么、不喜欢什么，都受到额叶的影响。

情绪

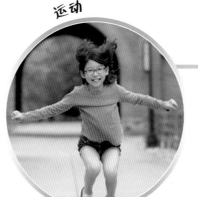

运动

能动弹

额叶会发出指令，告诉肌肉该做些什么。

听觉

听得着

耳朵接收的声响，传递了什么信息？颞叶会搞懂它的意思。你的听和说，都离不开颞叶帮忙。

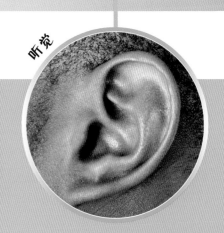

24

感觉到

像冷热、疼痛、压迫感等来自外界的信息会被传送至顶叶，进而让你对四周环境有更多觉察和了解。

环境

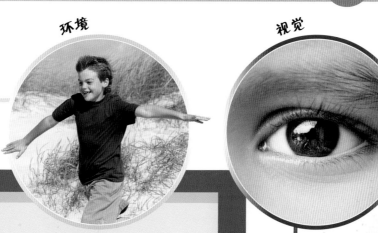

视觉

看得见

你眼睛所看到的一切，都会以信号形式被传送到枕叶。枕叶随之对这些信息加以处理，形成图像。

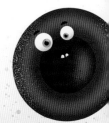

脑图

顶叶

大脑

颞叶

枕叶

小脑

脑干

你身体中
不断循环的血液，
有**1/5**
供给了脑部。

小脑

靠着小脑的帮助，你身体各处的肌肉协同工作，如此你才做得出顺畅平稳的动作来。

左半脑与右半脑

　　大脑由左右两个半球（也就是左半脑和右半脑）构成。左半脑支配着我们右侧肢体的一举一动，而右半脑则支配着我们左侧肢体的一举一动。

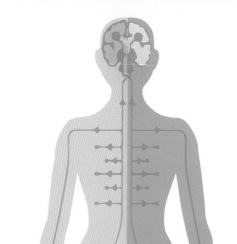

控制中心

紧挨着小脑下边的就是脑干。我们的脑与脊髓，就是在脑干这里相接的。不仅如此，脑干还负责控制和维持呼吸、心跳等重要功能。

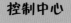

心脏

好大一张网

神经分布于我们身体各处——要让身体正常运转，哪个部位都离不开**神经**。打个比方，它们就像电线，能以信号的形式在全身**传递信息**。你所做的一切，都受控于**神经系统**，都在它的支配之下。

神经元

神经由成束的细胞构成，我们管这种细胞叫"神经元"。电信号沿着神经元一路传送——从树突到细胞核，从细胞核到轴突，直到抵达突触。接着，突触释放出一种化学物质，以此将信号传递给另一个神经元。

你脑中的
神经元，大约有
860亿个！

轴突

轴突细长如丝，电脉冲沿着它一路被传递到神经元的末端。

髓鞘

许多轴突表面会裹着一层起保护作用的物质，我们称其为髓鞘。有了髓鞘帮忙，信息传送得更快。

细胞核

操控着神经元的细胞核，就存在于神经元胞体中。

脊髓

这一大束神经组织至关重要，正是它，将脑和身体其他部位连接了起来。一旦我们身体某处的神经发出信号，这些信号就会沿着脊髓被传送至脑。脑接收到信息，对其加以处理。

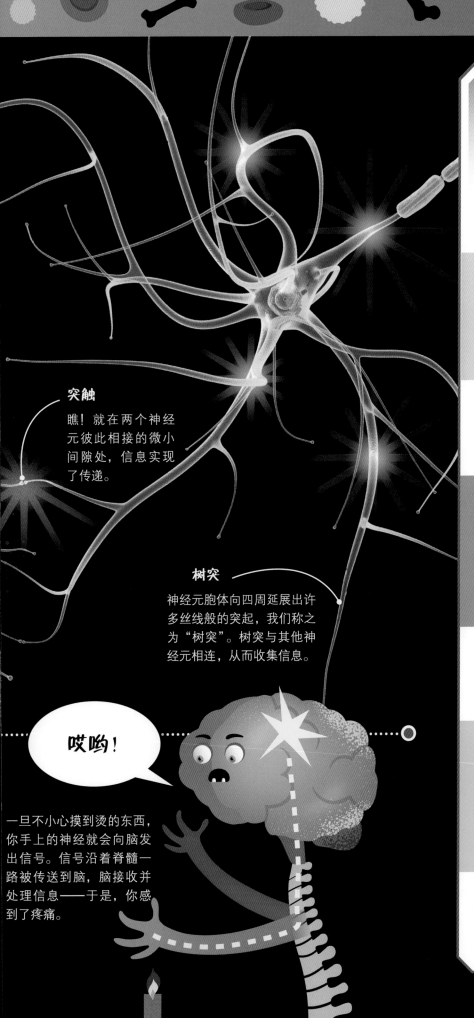

突触

瞧！就在两个神经元彼此相接的微小间隙处，信息实现了传递。

树突

神经元胞体向四周延展出许多丝线般的突起，我们称之为"树突"。树突与其他神经元相连，从而收集信息。

哎哟！

一旦不小心摸到烫的东西，你手上的神经就会向脑发出信号。信号沿着脊髓一路被传送到脑，脑接收并处理信息——于是，你感到了疼痛。

神经们在忙啥？

脑与脊髓共同构成中枢神经系统，而除了脑和脊髓以外的所有其他神经，组成了周围神经系统。我们身上各种器官、肌肉能和中枢神经系统实现连接，靠的就是周围神经系统。

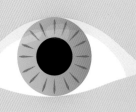

感觉器官

感觉神经负责将信号从你的感觉器官（比如眼睛）传递到脑。

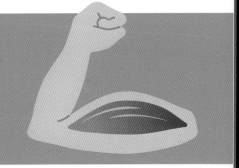

肌肉

运动神经将脑发出的信息传递给肌肉，告诉它们何时动、何时不动。

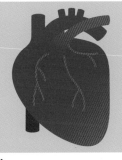

内脏器官

神经还支配着我们的内脏器官，比如它们会告诉心脏：一直跳，别停下。

27

藏在**皮肤**里的秘密

身体的诸多器官中谁**最大**？答案是皮肤。有皮肤将包括**五脏六腑**在内的七七八八收纳起来裹好、**保护好**，我们的身体这才像个样儿。皮肤里还有**感受器**，能对你所处环境的风吹草动有所察觉，**帮你远离危险**。

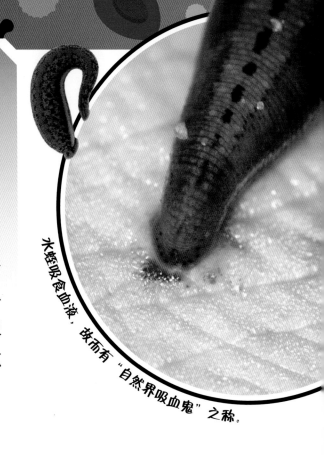

水蛭吸食血液，因而有"自然界吸血鬼"之称。

> 皮肤细胞只能存活30天哟。

探秘皮肤下

皮肤分为表皮和真皮两层：表面薄薄的那层是表皮，表皮下边便是厚厚的真皮。真皮里布满了神经、血管和腺体。

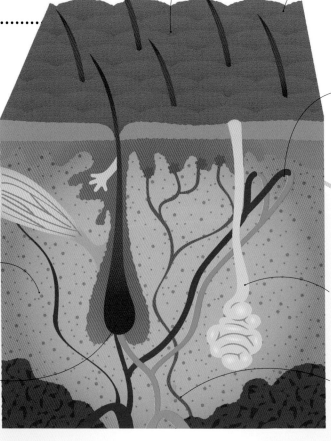

毛孔
皮肤上这些错落有致的小孔，让汗液得以排出体外。

表皮
表皮是一层防水层，可以让你保持干爽。而且它每个月都会长出新的皮肤细胞来。

血管
每当身体过热，血管就会变得粗大，这样一来，血液在流经这里时，所携带的热量自然就能借由皮肤消散掉。

真皮
这里有弹性纤维，它让皮肤富有弹性。

毛囊
这种"小管子"叫毛囊，新毛发就是从毛囊里长出来的。

汗腺
这些腺体负责分泌含盐的汗液，从而帮你降低身体温度。

神经
神经会将信号由感受器传送至脑。

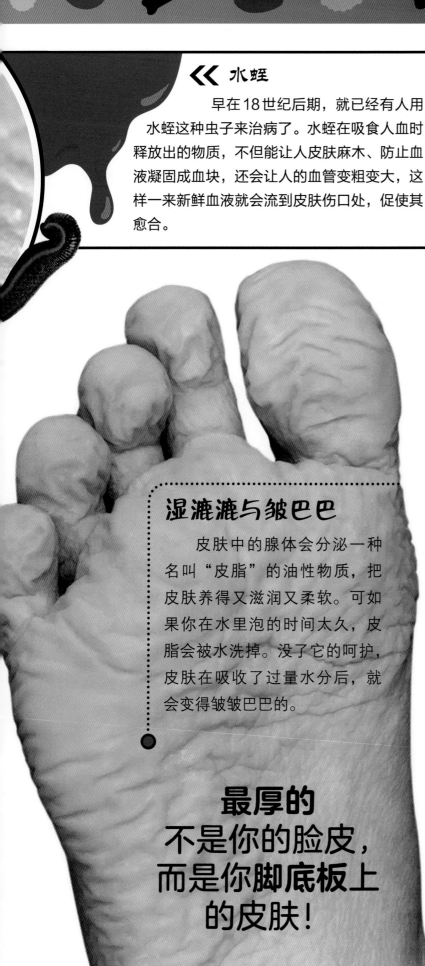

≪ 水蛭

早在18世纪后期，就已经有人用水蛭这种虫子来治病了。水蛭在吸食人血时释放出的物质，不但能让人皮肤麻木、防止血液凝固成血块，还会让人的血管变粗变大，这样一来新鲜血液就会流到皮肤伤口处，促使其愈合。

湿漉漉与皱巴巴

皮肤中的腺体会分泌一种名叫"皮脂"的油性物质，把皮肤养得又滋润又柔软。可如果你在水里泡的时间太久，皮脂会被水洗掉。没了它的呵护，皮肤在吸收了过量水分后，就会变得皱皱巴巴的。

最厚的不是你的脸皮，而是你脚底板上的皮肤！

你了解皮肤吗？

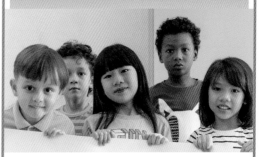

肤色

皮肤中含有一种名叫黑色素的化学物质——黑色素越多，你的皮肤就越黑。有时，皮肤在阳光照射下会生成大量的黑色素，以保护我们免受有害射线的伤害——这就是你会被晒黑的原因啦！

愈合

皮肤伤口之所以能愈合，是因为皮肤中含有一种微小的细胞，名为成纤维细胞。这些细胞能及时赶到伤口处，帮你生成新的皮肤。比如，由它们形成的瘢痕组织，抗拉力可以达到正常皮肤的80%。

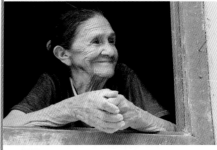

衰老

物壮则老。当我们一天天老去，皮肤的弹性也会变得越来越差。我们生成的弹性纤维和皮脂越来越少，体内的水分也在不断流失。这些都使得皮肤渐渐变硬，形成皱纹。

指甲

指甲角蛋白几乎是透明的，再加上它下边分布有血管，所以看上去才会是粉嘟嘟的颜色。不信你按压它试试——怎么样，指甲是不是变白了？因为你一时堵住了指甲下的毛细血管！

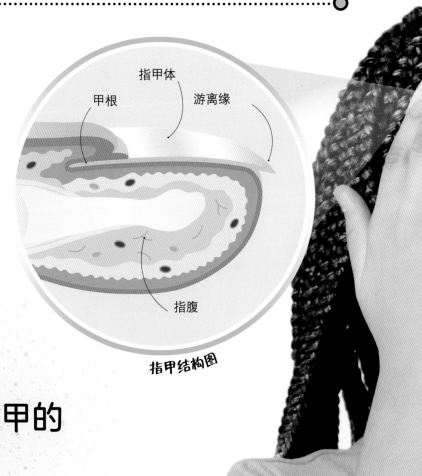

甲根　指甲体　游离缘

指腹

指甲结构图

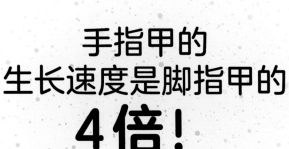

手指甲的
生长速度是脚指甲的
4倍！

指甲与毛发

我们的指甲和毛发，之所以担得起**保护身体**的重任，是因为构成它们的蛋白质生来不凡，是一种被称为**"角蛋白"**的硬蛋白。你理发或剪指甲时，被剪掉的都是那些已经"死亡"的角蛋白细胞，所以你才感觉不到一丁点儿疼痛。至于活的角蛋白细胞……它们都躲在**甲根**那里呢！

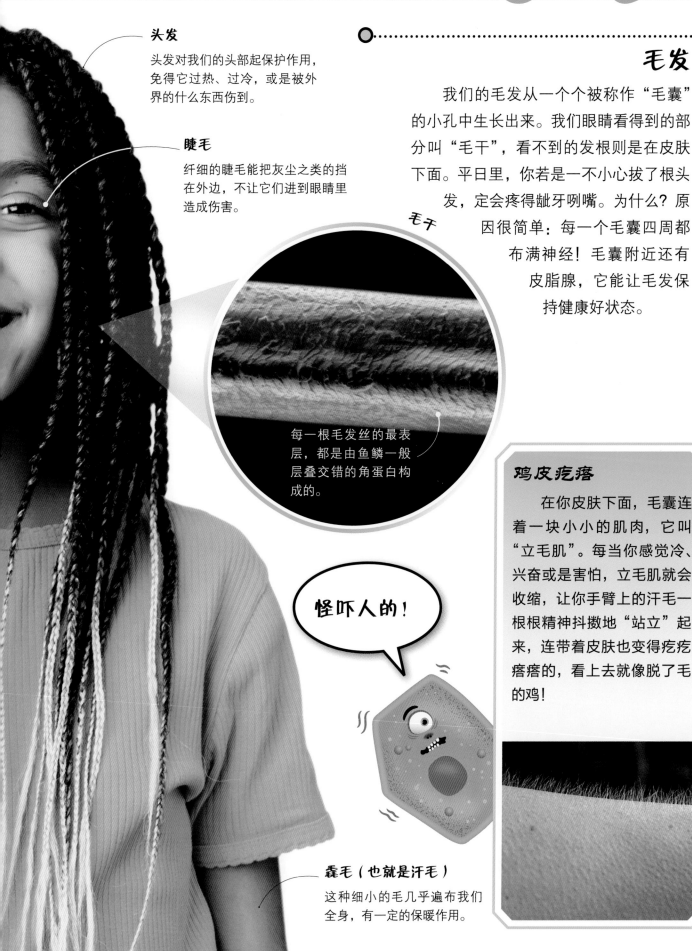

头发

头发对我们的头部起保护作用，免得它过热、过冷，或是被外界的什么东西伤到。

睫毛

纤细的睫毛能把灰尘之类的挡在外边，不让它们进到眼睛里造成伤害。

毛发

我们的毛发从一个个被称作"毛囊"的小孔中生长出来。我们眼睛看得到的部分叫"毛干"，看不到的发根则是在皮肤下面。平日里，你若是一不小心拔了根头发，定会疼得龇牙咧嘴。为什么？原因很简单：每一个毛囊四周都布满神经！毛囊附近还有皮脂腺，它能让毛发保持健康好状态。

毛干

每一根毛发丝的最表层，都是由鱼鳞一般层叠交错的角蛋白构成的。

怪吓人的！

鸡皮疙瘩

在你皮肤下面，毛囊连着一块小小的肌肉，它叫"立毛肌"。每当你感觉冷、兴奋或是害怕，立毛肌就会收缩，让你手臂上的汗毛一根根精神抖擞地"站立"起来，连带着皮肤也变得疙疙瘩瘩的，看上去就像脱了毛的鸡！

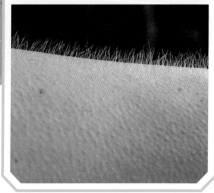

毳毛（也就是汗毛）

这种细小的毛几乎遍布我们全身，有一定的保暖作用。

触摸这纷繁世界

外界事物多种多样，我们何以感觉到它们？奥妙就在皮肤里。我们的皮肤中包含多种不同类型的感受器，它们大多是在皮肤的下层，也就是真皮层；不过也有一些感受器（比如能察觉出冷热和疼痛的感受器）会延伸到皮肤表层，也就是表皮层。

温度

温度感受器能够察觉出外界温度变化。一旦遭遇极端温度（比如你接触过热或过冷的东西），它们就会向脑部发出信号。

你的每个指尖上都有**3 000**多个感受器！

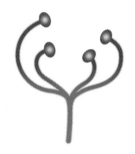

轻触

感受器遍布皮肤各处，尤其是在指尖和长体毛的部位。这下你该明白为啥羽毛能拂得你怪痒痒的了吧？

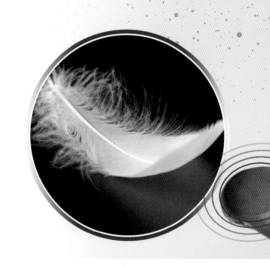

触觉

皮肤上到处分布着的传感器，我们称为**感受器**。正是因为身上天生自带感受器，我们才会产生触觉，才会**对周围环境有所察觉**，并进而对其做出反应，比如及时保护自己免受伤害，等等。

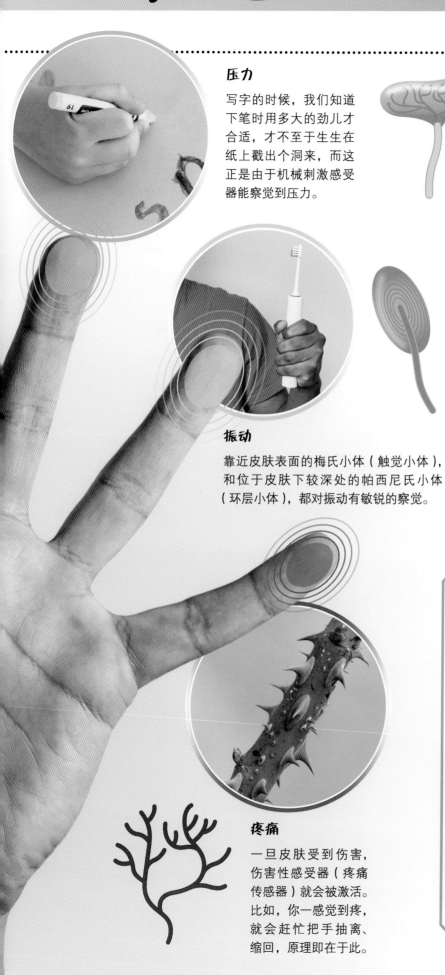

压力

写字的时候，我们知道下笔时用多大的劲儿才合适，才不至于生生在纸上戳出个洞来，而这正是由于机械刺激感受器能察觉到压力。

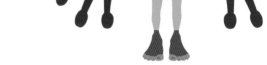

振动

靠近皮肤表面的梅氏小体（触觉小体），和位于皮肤下较深处的帕西尼氏小体（环层小体），都对振动有敏锐的察觉。

疼痛

一旦皮肤受到伤害，伤害性感受器（疼痛传感器）就会被激活。比如，你一感觉到疼，就会赶忙把手抽离、缩回，原理即在于此。

有多敏感？

这张"感官小矮人"图直观又有趣：我们身体的哪个部位拥有的感受器越多，哪里就画得越大；反之，哪个部位拥有的感受器越少，哪里就画得越小。显而易见，我们最敏感的部位，当属双手、指尖还有嘴唇。

手也能阅读

布莱叶盲文是一套与众不同的文字——它不靠眼睛看，而是借助指尖的触觉来实现"阅读"。每个盲文字母都由一组凸起的圆点组成，盲人用指尖触摸这些凸点，进而辨认出字词来。

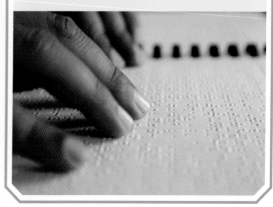

眼之所见，目之所及

　　人类对景象的觉察，仰赖于**双眼**。是这对神奇的家伙让我们有了"视觉"，让我们得以在俯仰间观察万象、审视一切。物体反射或发出光线，而眼睛负责将这些**光线聚拢收集**进来，经过一番信息转换和处理，最终**生成图像**。

虹膜

眼睛中有颜色的这部分是一圈肌肉，它们能控制瞳孔的大小。

角膜

这层半球形的透明膜，覆盖在眼球前壁上。

瞳孔

光线通过虹膜上的这个洞进入眼睛。

晶状体

这个透明的扁圆体将光聚焦到视网膜上。

巩膜

这个坚韧的保护层，也就是我们平日里所说的"白眼仁"。

视网膜

这层膜上的光敏受体细胞会收集进入眼球的光，将它们转化成信号传送给脑。

视神经

这条神经将信号从视网膜传送至脑。

世界尽收眼底

　　光经由瞳孔进到眼球中来，聚焦在眼球后壁的视网膜上，信息被传送给脑。至于瞳孔的大小，会随着外界光照条件的变化而变化：在昏暗的光线下变大，遇到明亮环境则变小。

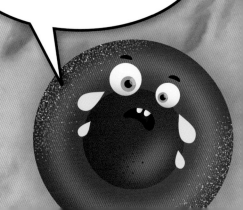

眼泪能帮忙把眼睛上的细沙砾冲洗掉，看来哭一哭也挺健康！

记住：你拥有世上
独一无二的指纹，
也拥有世上
独一无二的
虹膜！

看到三维（3D）图像

嘿！只管往前看，别转头左右张望。发现没？你能看到的东西还真不少呀！换个说法就是：你的视野可真广！这其中有什么奥妙呢？你的两只眼睛各自都收集了光，也各自向脑部发送信号——这两路信号会一模一样吗？当然不。它们肯定有细微的差异。而脑的雄才大略就在于，它能把这些信号两相结合，最终生成一个三维图像。

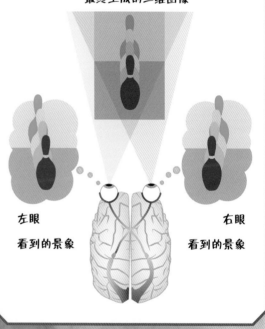

最终生成的三维图像

左眼
看到的景象

右眼
看到的景象

眼肌的团队作业

在这六块小小肌肉的作用下，眼球得以朝各个方向转动。六名成员通力协作，确保眼球每时每刻都能正常运动。万一其中有块肌肉无法正常工作，就会导致视力模糊。

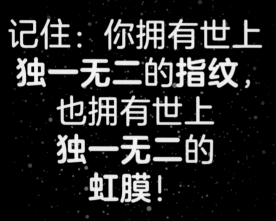

神经

最终，由这根大神经，将耳蜗中的感受器所收集到的声音信息传送给脑。

听小骨

听小骨包含三块小骨头，分别叫锤骨、砧骨和镫骨。它们通过振动将声波传送到内耳。

耳道

声音沿这条"隧道"去到中耳。耳道内长有细小毛发，并且会分泌耵聍（耳垢）。

耳蜗

耳蜗中充满液体。当声波来到耳蜗，这些液体会随声波一同振动，而这些振动恰恰又会被感受器接收。

鼓膜

鼓膜也叫耳膜。它能通过振动将声波推向耳小骨。

耳郭

这片皮瓣就是耳郭了（人们也管它叫耳廓）。耳郭由软骨构成，负责收集来自四面八方的声波。

耳朵会的不只是听

耳朵不但能帮我们**听**，在**保持身体平衡**方面也发挥着举足轻重的作用。我们平时看得见的那两个"小喇叭"只是**外耳**部分，耳朵的全貌其实要远比这大得多——它总共包含三个部分：除了外耳，还有藏在头部的**中耳**和**内耳**。

你听到的声音

声波在空气中振动着、振动着……就这样一路传播到四面八方，也传进了你的耳朵：它们先是被收进外耳，之后经由中耳抵达内耳。内耳中的神经会将振动以电信号的形式发送给脑，最终由脑来识别你听到的声音到底是什么。

助听器

人们发明助听器这种设备，就是为了帮助那些听力不佳的人，好让他们能听到更大、更清楚的声音。助听器最初诞生时，模样看起来像个喇叭。随着技术不断改进，它变得越发方便小巧，有的小到你都快看不见了！

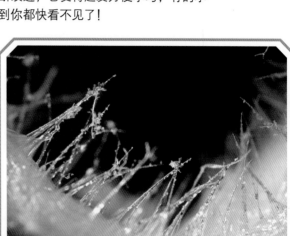

耵聍

别嫌耵聍脏，人家正常又健康！耵聍是由我们耳道中的腺体分泌出来的，专门吸附各种灰尘和污垢，然后带着这些脏东西一起离开耳朵，以保护耳朵健康平安不感染。既然耵聍会自行脱落，就请你不要再挖耳朵啦！

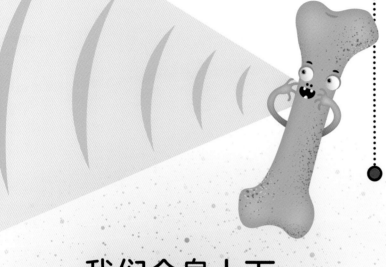

我们全身上下最小的骨头非镫骨莫属，而它恰恰就待在耳朵里！

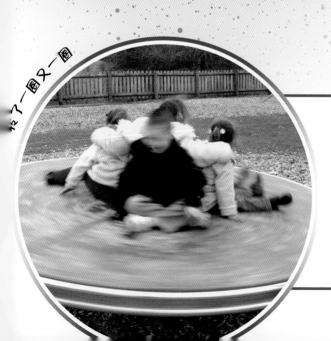

转了一圈又一圈

头晕目眩

耳朵半规管里的液体非同一般——它能帮你保持身体平衡。你身子一动，半规管里的液体也会随着动，这样脑才能意识到身体的位置。如果你转了几圈突然停住，半规管里的液体一时停不下来，只能自顾自继续打转儿。此时，脑就会搞不清楚状况，所以你会变得晕晕乎乎！

味觉与嗅觉

味觉和嗅觉**关系非常密切**。举个例子，你如果闻不到食物的气味，自然也就尝不出它的美味。除了感受香与美，味觉和嗅觉还能守护我们的**健康与安全**。比如，遇到变质食物，它们会第一时间发出警告，防止你把变质食物吃进身体。

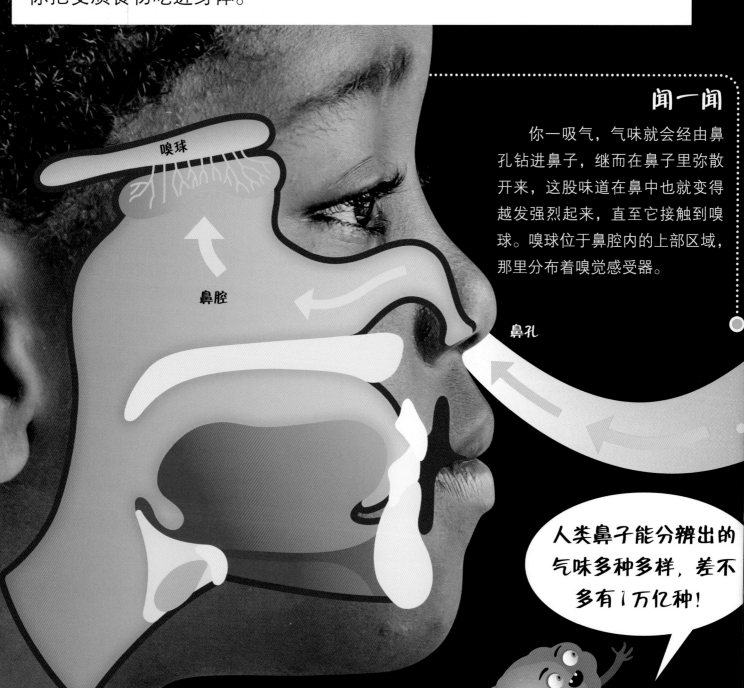

嗅球

鼻腔

闻一闻

你一吸气，气味就会经由鼻孔钻进鼻子，继而在鼻子里弥散开来，这股味道在鼻中也就变得越发强烈起来，直至它接触到嗅球。嗅球位于鼻腔内的上部区域，那里分布着嗅觉感受器。

鼻孔

人类鼻子能分辨出的气味多种多样，差不多有1万亿种！

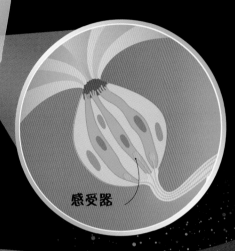

舌头表面分布有许多小小的隆起，我们称其为"舌乳头"；而味蕾恰恰位于舌乳头上。舌头在八块肌肉的带动下，让食物在口腔中翻滚，好跟味蕾实现充分的接触。

味蕾

味蕾中的味觉感受器会将信息传送回脑，这样一来，脑才能知道你在品尝什么。

感受器

别看只是一个小小的吸气动作，它能让更多气味粒子进到鼻子中来！

几种味道

我们鼻子能闻出来的气味数都数不清，可嘴巴能品出来的味道，却无外乎酸、甜、苦、鲜、咸这最基本的五种。

甜的
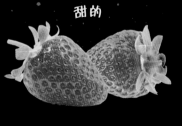

酸的
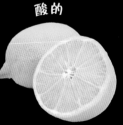

苦的
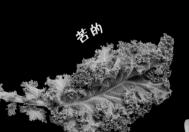

鲜的
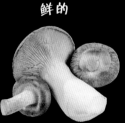

咸的
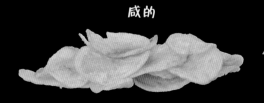

我爱我牙

牙齿的主要工作，就是把你吃进嘴里的食物打碎。而口腔中产生的**唾液**（口水）能杀死细菌，帮助牙齿保持健康。我们每个人一生中都会拥有**两副牙**，第一副是乳牙，而后会换成第二副，也就是恒牙。

> 每天认真刷两次牙，牙齿好健康哟！

各司其职

我们的牙齿有四种类型，它们各有各的形状，自然各有各的分工与使命。张开嘴巴，观察一下你自己的牙齿吧，看看它们是不是有的尖、有的平，还有的像个方头小铲子？

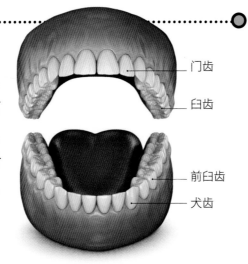

门齿
臼齿
前臼齿
犬齿

去牙齿里边瞧瞧

我们平日里用眼睛看得见的那部分，叫牙冠；而根部藏在牙龈里的那部分，叫牙根。每一颗牙齿内部都布满神经和血管，以保持牙齿健康。

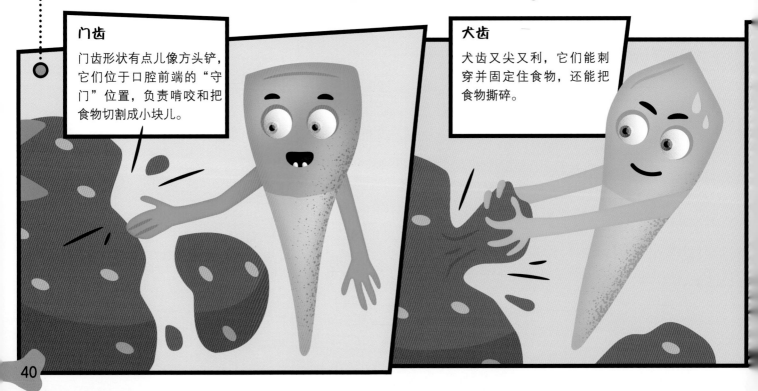

门齿

门齿形状有点儿像方头铲，它们位于口腔前端的"守门"位置，负责啃咬和把食物切割成小块儿。

犬齿

犬齿又尖又利，它们能刺穿并固定住食物，还能把食物撕碎。

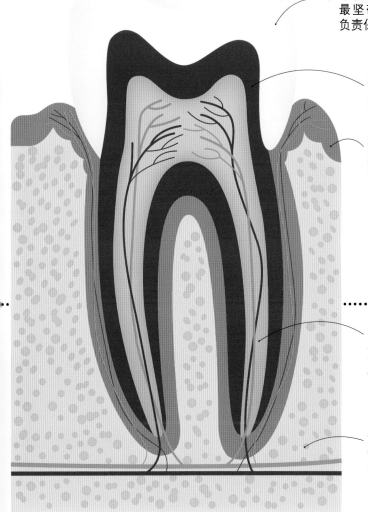

牙釉质是人体内最最坚硬的物质，它负责保护牙冠。

构成牙齿主体的是牙本质，它也非常坚硬。

牙龈围拥在牙齿周围，保护着脆弱的牙根。

牙髓中含有大量血管和神经。牙齿若是生病了，你就会感到牙疼。

借由颌骨，牙齿被牢牢固定在颅骨内。

乳牙

差不多6个月大的时候，小宝宝开始接二连三地长出乳牙。乳牙是孩子人生中的第一副牙。等到了3岁，20颗乳牙就已经通通完成亮相。6岁开始，乳牙陆续脱落，接下来取代它们的，将是32颗恒牙。

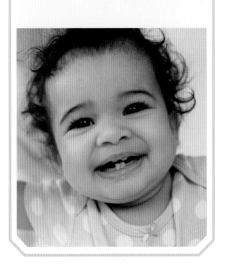

前臼齿

前臼齿要比臼齿小一些，它们碾啊压啊，把食物弄得更小更碎。

臼齿

臼齿长得粗壮壮、矮墩墩的，它们会反复研磨食物，直到把它磨成可以咽下肚的糊糊。

食物漫游

"奇境"记

食物中含有营养素，能为我们**补充能量**，还能帮我们**修复受损细胞**。你吃进嘴巴里的食物，会被碾碎、研磨、分解……食物中的**营养素**就这样被**吸收**到血液中来，进而为身体所用。这个奇妙的过程，就是我们常说的**消化**。

充分咀嚼，然后咽下

10秒

通过咀嚼，牙齿将食物分割成细碎的小颗粒。不仅如此，它还和唾液（口水）搅和在一起，唾液里的化学物质，能进一步分解食物颗粒。等咀嚼得差不多了，食物就会被吞咽下去，沿着食道一路来到胃里。

消化之旅

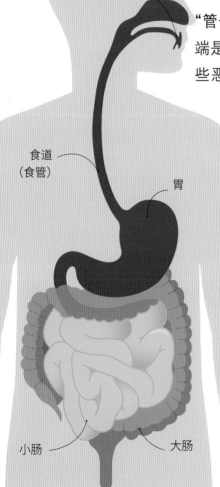

我们身体里有一根很长很长的"管子"，这管子一端是嘴巴，另一端是肛门。看到这里你也许觉得有些恶心，但我们吃进口中的食物，的确就是在这根管子中一路走、一路被消化的。你吃下去的一顿饭，往往需要花费1~3天时间，才能完成它的消化系统"漫游"。

口腔

食道
（食管）

胃

小肠

大肠

比较难消化的食物，比如甜玉米，吃进去是一粒一粒的，拉出来时说不定还是一粒一粒的！

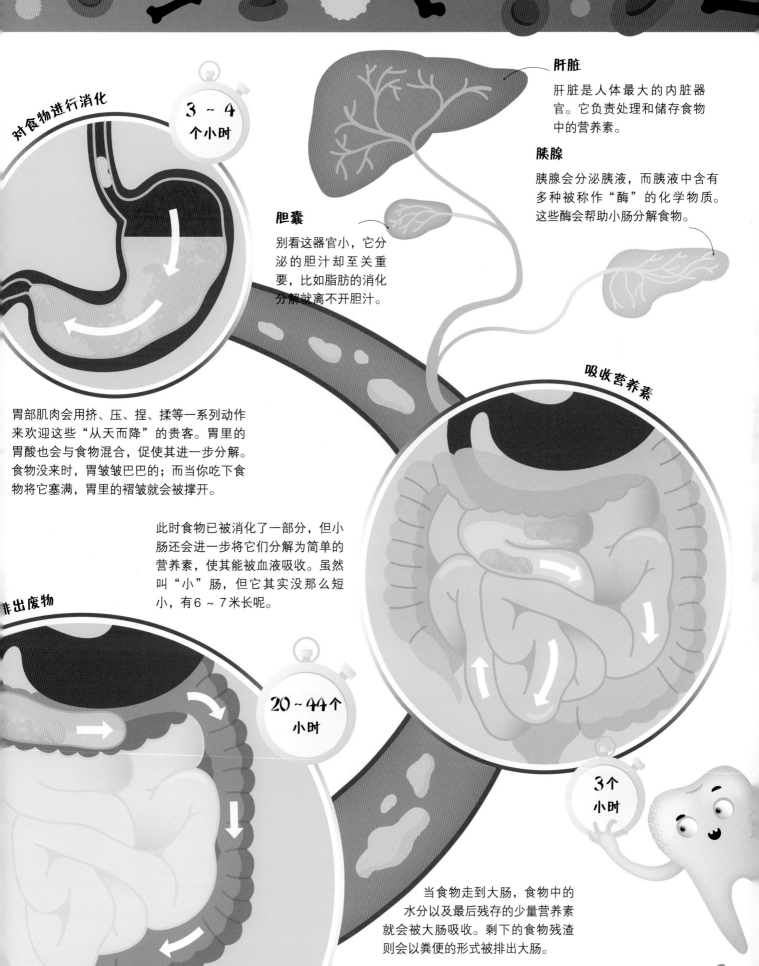

对食物进行消化

3 ~ 4
个小时

肝脏

肝脏是人体最大的内脏器官。它负责处理和储存食物中的营养素。

胰腺

胰腺会分泌胰液，而胰液中含有多种被称作"酶"的化学物质。这些酶会帮助小肠分解食物。

胆囊

别看这器官小，它分泌的胆汁却至关重要，比如脂肪的消化分解就离不开胆汁。

吸收营养素

胃部肌肉会用挤、压、捏、揉等一系列动作来欢迎这些"从天而降"的贵客。胃里的胃酸也会与食物混合，促使其进一步分解。食物没来时，胃皱皱巴巴的；而当你吃下食物将它塞满，胃里的褶皱就会被撑开。

此时食物已被消化了一部分，但小肠还会进一步将它们分解为简单的营养素，使其能被血液吸收。虽然叫"小"肠，但它其实没那么短小，有6 ~ 7米长呢。

排出废物

20 ~ 44个
小时

3个
小时

当食物走到大肠，食物中的水分以及最后残存的少量营养素就会被大肠吸收。剩下的食物残渣则会以粪便的形式被排出大肠。

肾

　　肾脏身兼诸多重任。比如，每分钟能过滤约120毫升的血液，能帮忙控制血压，还能分泌出一种激素——这种化学信使会参与红细胞的生成。

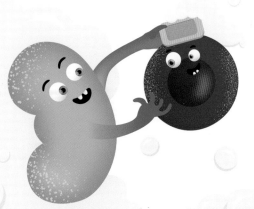

肾单位

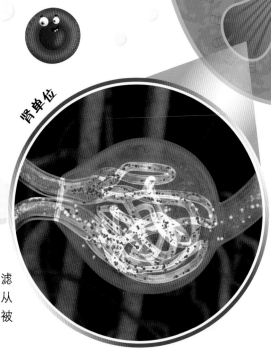

输尿管

排出废物

每个肾中都包含数百万个极微小的过滤单位，我们称其为"肾单位"。当血液从这些管道中流过，血液中的废物便会被分离出来，沿输尿管一路流入膀胱。

血液也要洗个澡

膀胱

　　大多数人都拥有一对**肾脏**，肾脏有过滤血液的本领，能帮血液保持洁净。我们身体新陈代谢过程中产生的废物，还有多余的水分等，都会被分离出来——先是暂存在**膀胱**，之后则会以**尿液**的形式被排出体外。

尿道

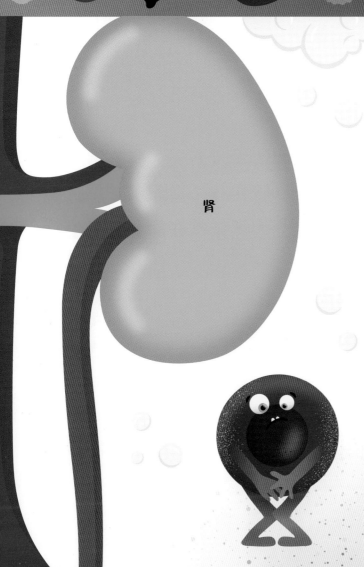

肾

尿液里大部分是身体不再需要的废水，当然也含有其他化学废物，比如身体分解蛋白质时生成的尿素，还有电解质、多余的盐分，等等。尿素经分解后会转化为一种叫作"氨"的化学物质——正是它让尿液有一股刺鼻的味道。

尿液中，
水占90%以上。

尿素   盐

水   溶解在尿液中的其他物质

彩色的尿！

尿液的颜色并非一成不变，它会随着你饮食的变化而变化。比如，你吃了甜菜根，尿液就会变得粉红！有些食用染料甚至会让尿液变成绿色或者蓝色！

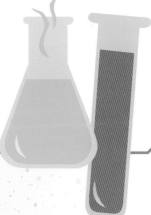

肾脏也会生病。
比如，尿液中的化学物质有时
会凝结成晶体，形成人们
常说的**肾结石。**

葡萄柚

梨

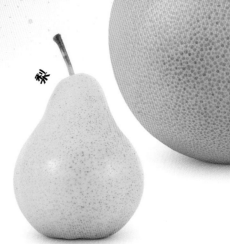

膀胱

没装尿液时，成年人的膀胱跟梨大小差不多。然而一旦盛满了尿液，就会被撑成葡萄柚那么大！难不成接下来膀胱会被撑爆？放心，有一根名叫"尿道"的管子，尿液会沿着它流出体外。

医学之路，说来话长

过去这**数千年**的时间不曾白白流逝，**医生**和**科学家**研究人类自身的脚步从未停下，而且医学发展的道路更是几经变化：就在几个世纪前，接二连三的科学发现促使现代医学得以诞生。时至今日，人类依然在探寻新的**治疗手段与方法**，步履不停。

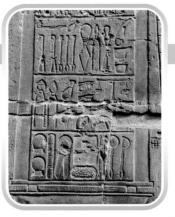

外科手术工具

大约公元前 100 年，古埃及人创作了这件雕刻作品。仔细瞧，你发现了什么？上边雕刻有手术刀（锋利的刀片）、镊子等基本工具——古埃及人就是用它们给病患施行小手术的。

古代医学

早在几千年前，人们就发现柳树皮有止痛的神奇功效，这是因为柳树皮中含有一种类似于阿司匹林的化学物质。像在古代中国、古埃及、古希腊和苏美尔的历史上，都有用柳树皮入药的相关记载。

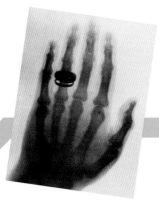

你能从X射线图像里看到我哟！

X射线

1895 年，德国科学家威廉·伦琴（Wilhelm Röntgen）拍摄出世界上第一张X射线影像。他让妻子把手放在X射线机器前，为她拍了一张"手骨像"。

病菌理论

19 世纪之前，人们还不晓得很多疾病其实是由病菌导致的。后来，是匈牙利医生伊格纳兹·塞梅尔魏斯（Ignaz Semmelweis）发现，洗手可以减少感染。

青霉素

1929 年，出生于苏格兰的科学家亚历山大·弗莱明（Alexander Fleming）发现某些霉菌竟能破坏细菌繁殖。这启发了后来的科学家，最终，人类历史上第一种抗生素——青霉素得以在 20 世纪 40 年代问世。

青霉菌是细菌的天然克星。

DNA

1953 年，美国科学家詹姆斯·沃森（James Watson）和英国科学家弗朗西斯·克里克（Francis Crick）共同发表了一篇重要论文，文中首次向世人揭示了脱氧核糖核酸（DNA）的双螺旋结构。这一发现事关生命奥秘，意义重大。

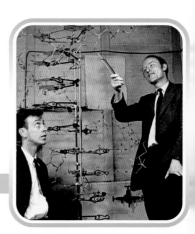

这个人造脚趾来自一具古埃及木乃伊，大约有3 000年的历史。

截肢

患者肢体如果受损严重，医生就只能考虑将其切除，通过截肢保住患者性命。古代文明虽然和现代相距甚远，但当时已经有了人造假肢，用以补全残缺的肢体。

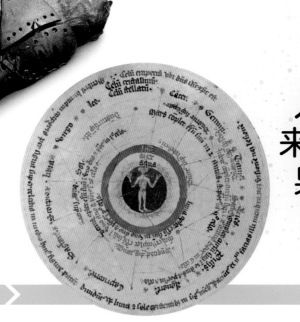

人们起初用草药来止痛，却发现效果不算太理想！

星盘

在14世纪那会儿的欧洲，医生诊病前会先查看天上诸星的位置，因为他们相信，行星、月亮和星座会对人体产生影响。

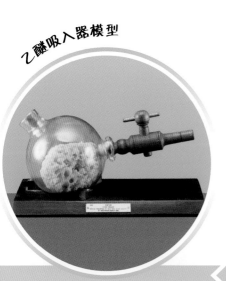

乙醚吸入器模型

理发师兼外科医生

中世纪的欧洲，平日里给人剪发剃头的理发师们，也被获准施行一些譬如拔牙之类的小手术。通常，他们会在店门口摆上这种条纹状的三色柱，以此标识自己的身份和资质。

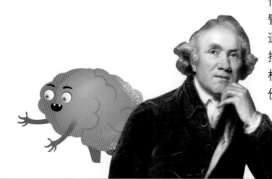

麻醉

19世纪40年代，医生在施行手术时，普遍开始使用一种叫乙醚的止痛药物（麻醉剂），因为它能减轻手术患者的痛苦。

约翰·亨特（John Hunter）

出生于1728年的英国外科医生约翰·亨特，通过解剖实验对人体结构、功能进行了系统研究。他收集并制作了大量动物和人体标本，供学生、后人学习。

器官移植

1954年，美国外科医生成功完成了世界上第一例器官移植手术。将器官捐赠者的一个肾，移植给了他的双胞胎兄弟。

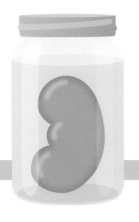

机器人手术

现如今，机器人也参与到某些外科手术中来。外科医生借助计算机操纵机械臂，为患者施行手术。

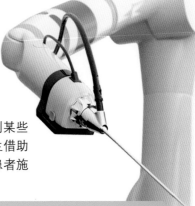

人类的生命周期

日子一天天过去，我们也一点点长大、老去，逐一经历人生的**不同阶段**。我们的**身体**每时每刻都在发生**改变**，而我们的外表也一时一个模样。变化的还不止这些。我们思考的方式，也会随着**经验**、**阅历**的丰富而发生调整甚至改变。以上种种，皆是人类生命周期留下的轨迹。

每个人生命的起点都是胚胎。卵细胞和精细胞结合形成胚胎的过程，我们称为"受孕"。

胚胎发育得非常快，长到8周时，它就已经是个有胳膊有腿、有鼻子有眼的小小人儿了。我们管这个小家伙叫"胎儿"。

刚出生的婴儿需要大人的精心照料：喂养、清洁，还有许许多多个拥抱，毕竟他们自己啥也做不了。不管是累是饿，他们都只会用一种方式来表达，那就是——哭。

初来乍到，幼儿对这个世界充满了好奇。他们试试这个、摆弄摆弄那个，开始蹒跚学步。他们牙牙学语，那起初只能发出几个音节的小嘴巴，渐渐也能灵活地冒出词语了。

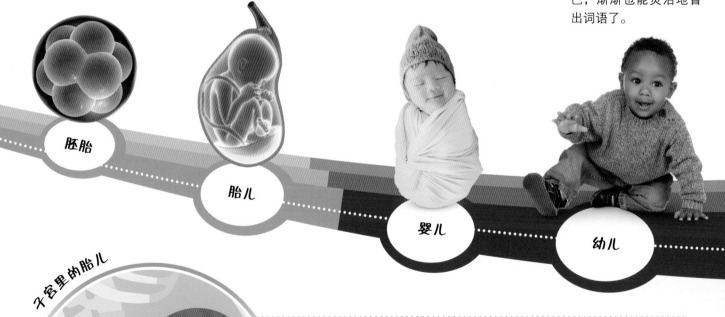

胚胎

胎儿

婴儿

幼儿

子宫里的胎儿

怀孕

我们每个人，最初都只是母亲子宫里的一团细胞。细胞不断分裂和分化，很快便发育形成胎儿。那时候的我们，肚脐上连着一根管子，母亲正是用这根管子，为我们提供生长发育需要的全部食物和营养素。就这样日生夜长，差不多40个星期后，"人类幼崽"诞生了！

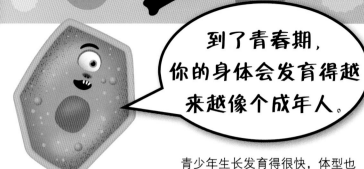

到了青春期，你的身体会发育得越来越像个成年人。

青少年生长发育得很快，体型也会发生变化。此时的他们更加独立，行为和态度也随之改变。

成年意味着长大成人，也意味着身体不再继续发育。刚成年那会儿，人的身体健康往往处于最佳状态。然而物壮则老，"最佳状态"也意味着物极必反，意味着从此之后身体开始走下坡路，人也一点一点走向衰老。

人到暮年，身体中的肌肉越来越少，骨骼也日益脆弱，头发日渐斑白，皮肤的皱纹也越来越多。目前，大部分人的寿命能达到70岁以上。

这个阶段的孩子爱交朋友，忙着学习许许多多的新事物。由于身体和大脑发育的需要，他们的饭量也越来越大。

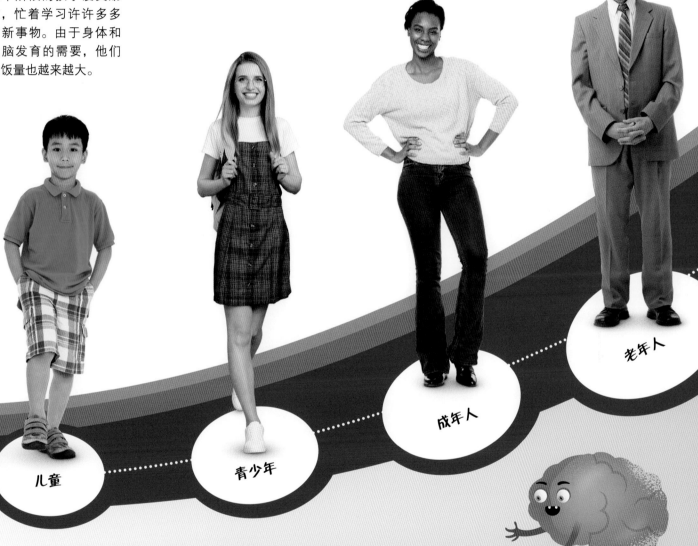

儿童

青少年

成年人

老年人

这里的变化静悄悄

骨骼由弱到强
婴儿出生时，骨头还比较软。等到了4岁，骨头就会变硬。

毛发"破土而出"
到了青春期，身上会长出更多体毛，尤其是胳肢窝和腹股沟那里。

身体"日渐缩水"
脊柱中的椎间盘会随着年龄增长而不断流失水分，也就是说，人的脊柱会渐渐变短。

饮食要均衡

身体最终会将我们吃进口中的食物转化成能量。面对林林总总的食物，有人将其大致分成了右边这五类，请你认真瞧一瞧。知道吗，要想保证身体健康，这五类食物你缺一不可，偏食万万使不得！

碳水化合物

像土豆、意大利面、面包和大米这类食物，含有大量的碳水化合物。而我们身体能量的源头，主要就是碳水化合物。

水果和蔬菜

这类食物含有丰富的维生素和矿物质，可以帮助身体抵抗感染。它们长得五颜六色的，在我们身体里发挥的功用自然也各有千秋。

对健康负责

身体要保持正常运转，一时一刻也离不开**能量**。基于这个道理，我们身体的能量水平，与我们这一整天**吃下的食物**还有**活动量**息息相关。

日常锻炼不可少

要说坚持锻炼身体的好处，简直多得说不完。它不但能让我们身康体健，还能振奋精神，帮我们调整出良好的身心状态。

骨与肌

运动锻炼能促进身体各项机能运转，让骨骼和肌肉越来越发达、强壮。

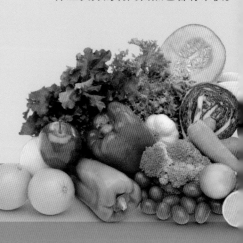

燃烧吧，卡路里

运动锻炼能帮助我们把身体不需要的多余热量消耗掉。

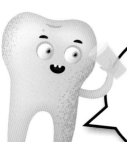

人的身体中，光是水就占了2/3！这下你该明白为什么每天都要喝足够多的水了吧？

蛋白质

我们肌肉的形成离不开蛋白质，细胞的修复更是离不开它。我们平日里吃的鱼、肉、蛋、豆类（如小扁豆），都是极佳的蛋白质来源。尤其是某些脂肪含量较多的鱼，不但蛋白质含量丰富，吃了还有益于心脏。

乳制品

牛奶、奶酪和酸奶都富含钙，能帮我们强健骨骼和牙齿。当然，这类乳制品也富含蛋白质，可以为你提供能量。

脂肪

适量摄入脂肪对身体是有益的，像橄榄油、牛油果油，以及从其他坚果、种子榨出来的油，都是健康的脂肪来源。

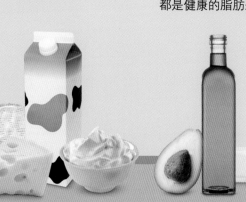

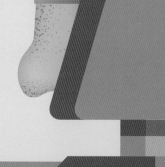

神清气爽

脑释放出的化学物质让你感觉好舒爽。

更多能量

双肺和心脏运转得越发起劲儿，为身体输送更多氧气。

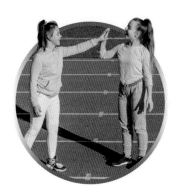

社交达人

运动锻炼乐趣多，可以和朋友共度好时光。

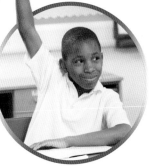

提升专注力

供给脑部的血流量增加，让你变得越发耳聪目明。

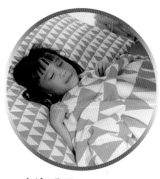

改善睡眠

白天锻炼能让你晚上睡得更香。

但求安睡好眠

睡眠对你而言或许只是"睡个觉"，可对身体来说却远不止这么简单。身体会趁着你夜里睡觉的时候抓紧时间放松休息，而脑则对这一天所获取的各种信息进行分类整理。对于大多数人来说，我们一生中有1/3的时间都是在睡眠中度过的！

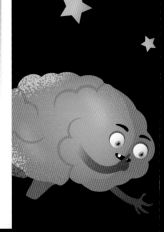

睡眠好处知多少

每天晚上都保证充足睡眠，对健康至关重要。睡眠不足或是睡不好觉的人，会经常感到乏累，还爱动不动发脾气。长此以往，反应和动作变得迟缓不说，人还格外容易生病。

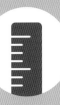
生长
你睡觉时，身体会释放出一种生长激素。

记忆
脑会将当天的重要信息储存在记忆中。

情绪
高质量的睡眠能提振人的精气神。

疗愈
你睡觉时，身体会修复和更新细胞。

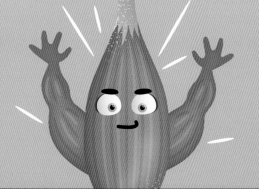

能量
饱饱地睡一宿，清晨起床时就会能量满格、精神抖擞！

睡眠模式

睡眠分为不同的阶段，包括快速眼动睡眠（REM sleep）和非快速眼动睡眠（non-REM sleep）。在一整夜的睡眠中，你会交替经历这两种阶段。随着时间推移，我们的睡眠也由深至浅，直至天明醒来。

清醒

快速眼动
处于快速眼动睡眠阶段的你，别看眼皮是合上的，眼珠却忙着快速转动。这也正是梦境"降临"之时。

浅睡
浅睡时的你，辗转反侧的次数显然比深睡时多得多，人也更容易醒来。

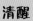 **深睡**
就在你陷入深睡状态"无法自拔"时，身体悄无声息地生长发育着，还对细胞进行了修复。

52

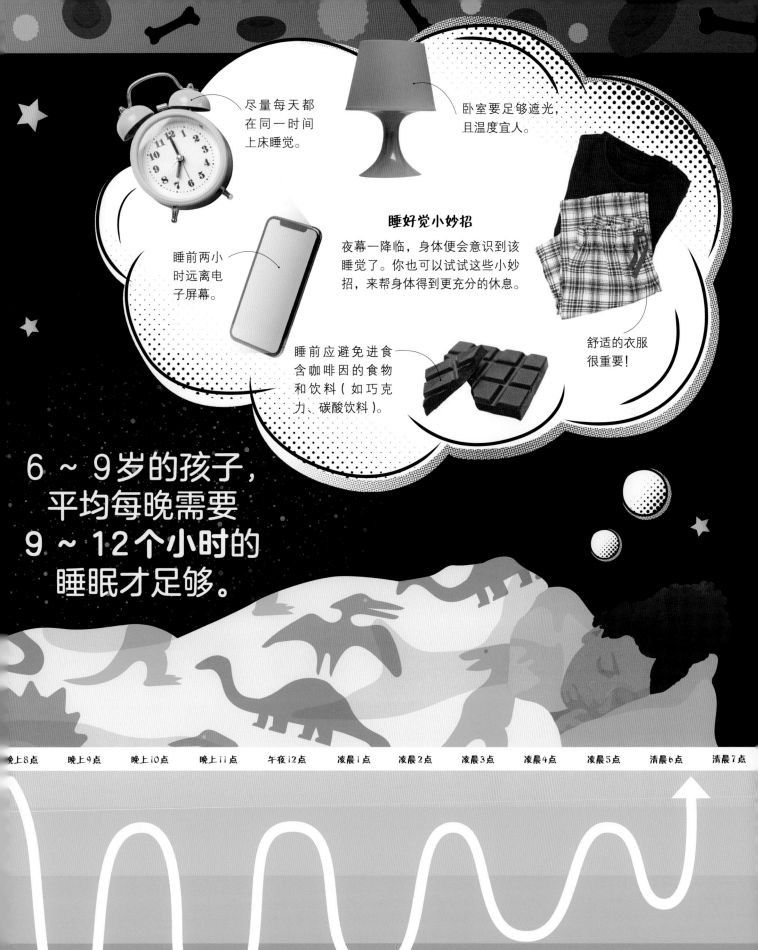

尽量每天都在同一时间上床睡觉。

卧室要足够遮光，且温度宜人。

睡好觉小妙招

夜幕一降临，身体便会意识到该睡觉了。你也可以试试这些小妙招，来帮身体得到更充分的休息。

睡前两小时远离电子屏幕。

睡前应避免进食含咖啡因的食物和饮料（如巧克力、碳酸饮料）。

舒适的衣服很重要！

6～9岁的孩子，平均每晚需要9～12个小时的睡眠才足够。

晚上8点　　晚上9点　　晚上10点　　晚上11点　　午夜12点　　凌晨1点　　凌晨2点　　凌晨3点　　凌晨4点　　凌晨5点　　清晨6点　　清晨7点

开心

人逢喜事精神爽。当有好事发生，或是做自己喜欢的事时，我们就会感到开心快乐。

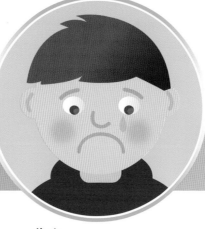

生气

如果遇到不公平对待，或是有人态度不友善，我们可能会生气愤怒。

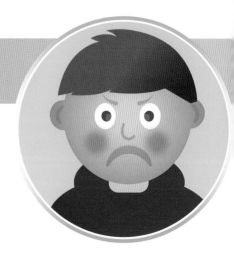

伤心

一旦遭遇大变故（比如好朋友要搬到另一个城市），伤心难过在所难免。

情绪人人有

你看到、听到或做了什么，随之而来的种种感受，便是情绪。人的情绪受脑的支配。而当境遇变化，我们所产生的情绪自然也就千差万别，像是恐惧、高兴、悲伤、愤怒等，都是情绪。

和情绪交个朋友吧

每个人都难免会有这样或那样的情绪。情绪本身不是什么洪水猛兽，关键看你如何对待它——毕竟，糟糕的精神状态对我们的身体健康极其不利。那么，到底应该如何做呢？希望这些小建议能带给你启发。

照顾好心里的那个"你"

我们不但要照顾好自己的身体，还要**照顾好自己的心智**与感受——后者通常称为"精神健康"，它关系到每个人的**所思**、**所感**和**所为**。

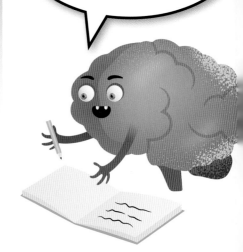

动笔将感受写下来，这说不定能帮到你。

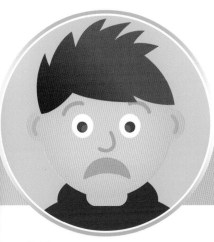

兴奋

你是在期待派对还是假期？难怪你如此兴奋。

害怕

预感到坏事要发生时，我们常常会担惊受怕。人们害怕的事五花八门、千奇百怪，但勾起的情绪却是类似的。

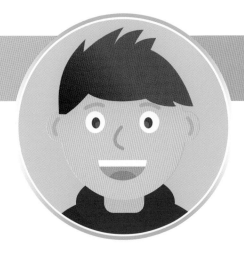

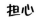

担心

遇到棘手问题不知道怎么办时，人就会担心来担心去的。

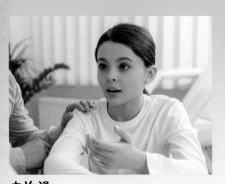

去沟通

跟别人聊聊你的担忧和烦恼，也许会让你舒坦不少。更何况别人或许还能想办法帮到你。

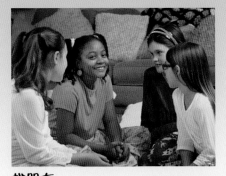

找朋友

找朋友一起做些什么，和朋友们欢聚的时光会让你感到快乐。

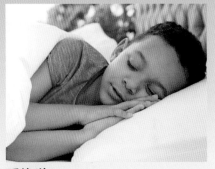

睡饱觉

长期睡眠不足会让你变得爱发脾气，注意力也很难集中。

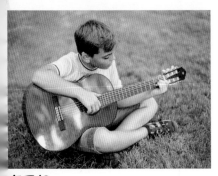

有爱好

做自己喜欢的事，享受这个过程，人不知不觉也就放松了下来。比如，画画、音乐、运动和阅读，都是不错的爱好呢。

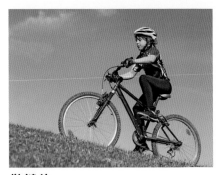

勤锻炼

每天坚持散步、骑自行车或是游泳，能让身心保持健康好状态。

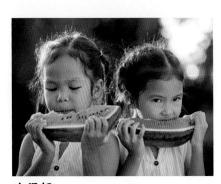

吃得好

有些食物（比如糖）如果吃得过多，会影响人的思维方式。所以我们要均衡饮食，多吃蔬菜和水果。

身体在说啥？

嘘——朋友，你不必开口！光是打量你的站姿、端详你的表情、观察你双手的位置，我就知道此时此刻你脑袋里**想**的是什么、心里有什么**感受**。不信？那就让身体来为你说一说！

厌恶

你皱了皱鼻子，显然在表示反感。

封闭

你双臂交叉放在胸前，看上去一脸不高兴。

传情达意用手势

日常交流中，人们不光靠嘴巴说，还常常会借助手势来传情达意。我们可以用手指比画出各种形状，传达各种信息。不过有一点你要务必注意：同样的手势，有时在不同文化、不同社会背景下，会表达不同的意思，千万不能混为一谈哟！

握手是和人打招呼的一种友好方式。

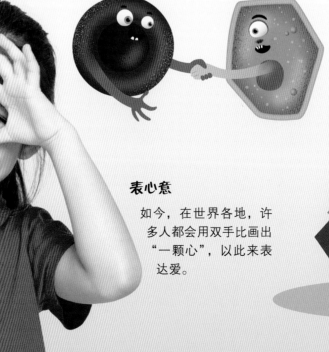

表心意

如今，在世界各地，许多人都会用双手比画出"一颗心"，以此来表达爱。

微妙的面部表情

想了解一个人的内心感受吗？那就好好观察他的面部表情——好多信息都在人家脸上"挂"着哪！比如挑挑眉毛，微微一笑，或是眉头紧锁……都有情绪蕴藏在其中。

惊讶

你眉毛一扬，看出得相当惊讶。

开放

你张开双臂，可能在表示欢迎，也可能是想表达某种强烈情感。

肢体语言的学问

即便一言不发，你身体所呈现出来的姿态和动作，照样能将你的感受和心思展露无遗，这就是人们常说的"肢体语言"。一个人开心还是伤心，愤怒还是害怕，肢体语言都能"说"得清楚明白。

许多肢体语言都是人无意间呈现出来的。

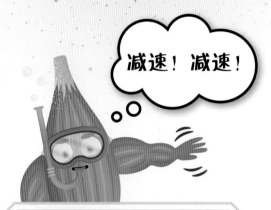

减速！减速！

水下沟通有高招

你也知道，潜水员在探索海底世界的时候，嘴巴里塞着根用来呼吸的管子，哪还能腾出空说话呢？于是他们就改用手，借助手势来交流。

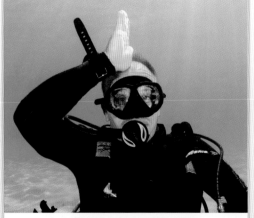

这名潜水员正在打手势"说"："注意，有鲨鱼靠近！"

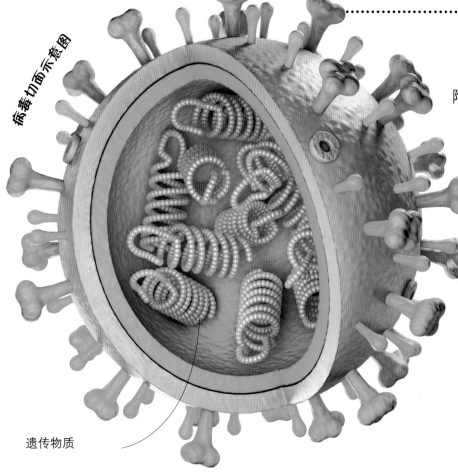

病毒切面示意图

遗传物质

病毒表面的蛋白质，使其得以吸附在人体细胞表面，继而侵入细胞内部，造成感染。一旦入侵得逞，病毒便会将自己的遗传物质注入细胞，在细胞内作威作福，利用细胞原有的机能不断复制出更多的病毒，再将这些病毒释放出来，去感染更多的人体细胞。

——表面蛋白

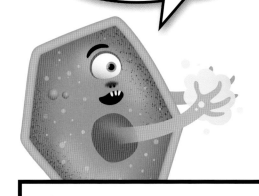

好好洗手，跟手上的细菌、病毒说再见！

病毒与细菌

病毒和细菌都是**极微小的有机体**：每个细菌都只有**一个细胞**，而病毒则更要**小得多**！可就是它们，偏偏能让我们生病、难受。细菌在我们体表或体内都能存活，而病毒则需要侵入人体细胞内部才能存活、繁殖。

感冒

一旦脱离人体，许多病毒的存活时间都很短，要想继续兴风作浪，它们就只能尽快在人与人之间传播——你瞧，感冒就是这样一个接一个传开的！

细菌

细菌有好也有坏。许多对人有益的细菌就住在我们的身体里（比如肠道中），为维护人体健康发挥着重要作用。至于坏细菌可就不是这么回事儿了。它们会导致感染，有时医生不得不用抗生素之类的药物去对抗它们。

细胞膜

脱氧核糖核酸（DNA）

细菌切面示意图

鞭毛（尾鞭）

细胞壁

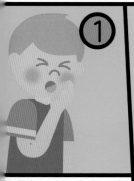

①

甲感染了感冒病毒，他咳嗽时用手捂口，却没洗手。

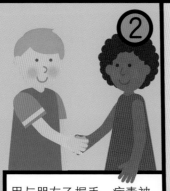

②

甲与朋友乙握手，病毒被传递给乙。

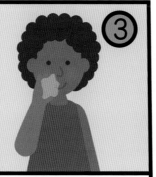

③

乙无意中用手摸了摸鼻子，病毒趁机钻进她的鼻孔。

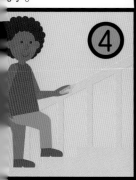

④

于是乙也感染了病毒。上楼梯时，病毒又散到了楼梯扶手上。

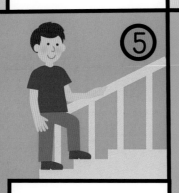

⑤

丙也接触了楼梯扶手，病毒就此附着在他手上。

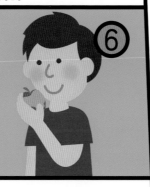

⑥

丙没洗手，拿起苹果便吃，病毒也一起进入他体内。于是丙也感染了病毒！

≪ 疫苗

疫苗是一种注射剂，专门用来"训练"身体如何杀死病毒。1796年，英国医生爱德华·詹纳（Edward Jenner）发明了现代意义上的第一支疫苗，成功阻断了当时一种致命病毒——天花病毒的进一步传播。

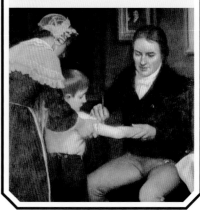

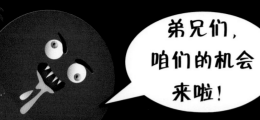

弟兄们，咱们的机会来啦！

病菌入侵！

　　皮肤本身，就是一道能将感染源挡在外面的屏障。虽然它表现出色，可有时难免会遭遇擦伤或割伤。一旦皮肤裂开了口，就好比城墙上敞开了门，病菌岂会放过这等入侵机会？所以切记：一定要保持伤口清洁，这点非常重要！

这种人称"吞噬细胞"的白细胞，会将入侵的病原体包围起来"吃"掉。

一道守护健康的墙

　　细菌和病毒，我们通常称其为**病原体**或**病菌**，它们会**入侵**人体，继而繁殖，导致多种疾病。好在我们人体的**免疫系统**也具备层层**防御机制**，可以全副武装应对病菌入侵。

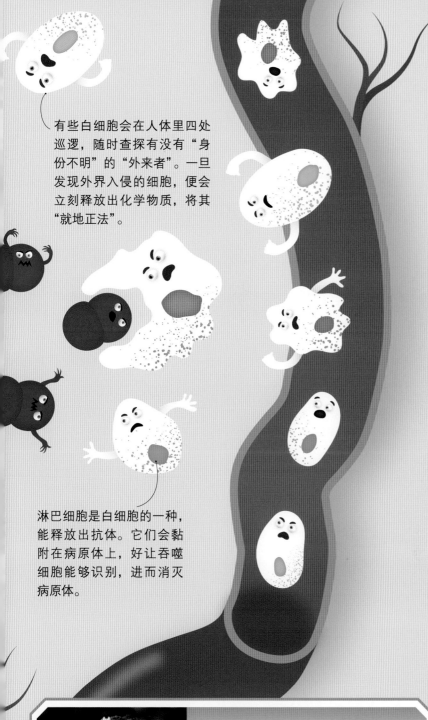

有些白细胞会在人体里四处巡逻，随时查探有没有"身份不明"的"外来者"。一旦发现外界入侵的细胞，便会立刻释放出化学物质，将其"就地正法"。

淋巴细胞是白细胞的一种，能释放出抗体。它们会黏附在病原体上，好让吞噬细胞能够识别，进而消灭病原体。

其他防御机制

兵来将挡，免疫系统时时刻刻保护着你、我、他，使我们免受病原体的伤害。当然，免疫系统并非孤军奋战，我们的身体还有其他几员"猛将"坐镇，共同对抗病菌入侵。

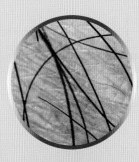

毛发

毛发看起来毛茸茸的，可对有些病原体而言，它们就是一道越不过去的坎儿。

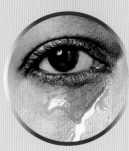

眼泪

眼泪中含有抗菌物质，能将进入眼中的细菌消灭掉。

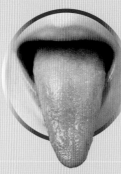

唾液

一不留神病菌就入了口，好在唾液里含有能够阻止细菌繁殖的化学物质。

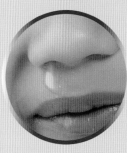

黏液

一旦被黏糊糊的黏液困住，病原体便无法进一步入侵人体。

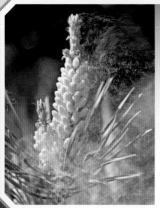

过敏

灰尘、花粉这些常见物质，本身并不是病原体，可有些人的身体偏偏会对它们产生过敏反应，就好像它们成了病原体似的。一般来说，过敏反应的症状比较轻微，但有时也会变得相当严重。

历史上的瘟疫

当一种**疾病**在一个**国家**乃至**全世界**迅速暴发、蔓延开来，我们便称其为"瘟疫"。瘟疫肆虐的速度极快，会在人与人之间疯狂传播，造成大量病患乃至死亡。

"隔离"一词出自意大利语，意思是"40天"。

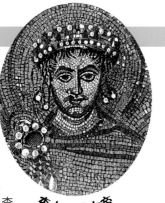

查士丁尼大帝

查士丁尼大瘟疫

大约在公元540年，地中海地区暴发了一场大规模鼠疫，约5 000万人被夺去了生命。由于当时的东罗马帝国皇帝查士丁尼一世（Justinian I）也曾一度染疫，历史上便将这次瘟疫称作"查士丁尼大瘟疫"。

隔离检疫

隔离检疫这种做法始于14世纪。当时，为了抑制鼠疫进一步传播蔓延，从疫区抵达港口的船只，必须在海上停留40天，之后船员才能下船上岸。

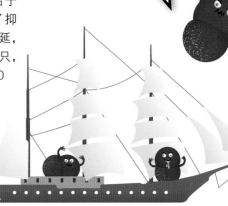

人们佩戴红丝带，以此表达对艾滋病病毒携带者和艾滋病患者的关心与支持。

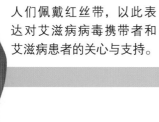

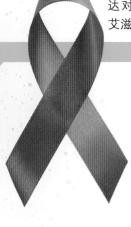

艾滋病病毒/艾滋病

艾滋病病毒全称是"人类免疫缺陷病毒"（该名称于1986年被正式确认），是一种通过血液和其他体液传播的病毒。它会不断攻击、破坏免疫系统，使得感染者表现出艾滋病的诸多典型症状。目前，有些药物在阻止艾滋病病毒最终导致艾滋病方面，具有一定效果。

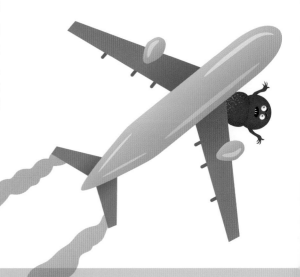

航空旅行

过去这100年间，乘飞机到处旅行变得越来越普遍。可你有没有想过，这样也会让传染病搭上"顺风车"，传播起来更快更猛？

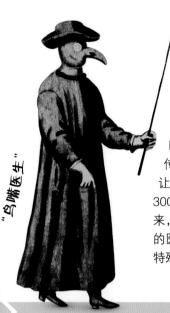

"鸟嘴医生"

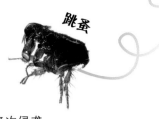

跳蚤

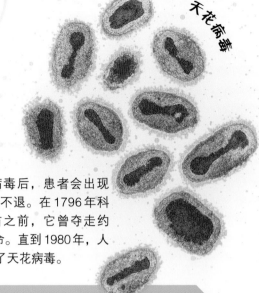

天花病毒

黑死病

历史上，黑死病曾多次侵袭欧洲：最初是通过跳蚤叮咬传播，它曾在14世纪40年代让2亿人痛苦死去；而之后的300年间，这场瘟疫不断卷土重来，感染者几乎无一生还。当时的医生在为病患诊治时，会戴上特殊的鸟嘴面具以防感染。

天花

感染这种致命病毒后，患者会出现皮疹，而且高烧不退。在1796年科学家发明出疫苗之前，它曾夺走约5 600万人的性命。直到1980年，人类才算彻底消灭了天花病毒。

"西班牙流感"

"西班牙流感"名字里虽然有"西班牙"，但其实并非始于该国。第一波"西班牙流感"暴发于1918年，当时第一次世界大战正接近尾声。这场全球瘟疫造成4 000万 ~ 5 000万人死亡。

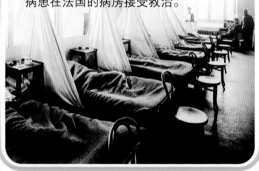

第一次世界大战期间，"西班牙流感"病患在法国的病房接受救治。

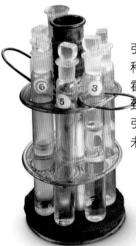

霍乱

引起霍乱的罪魁祸首，是一种生存在污水中的细菌——霍乱弧菌。从19世纪初直到今天，霍乱在全球范围内引发一波又一波的疫情，从未消停过。

19世纪60年代，人们发明了一种器具，用以检测水中是否含有霍乱弧菌。

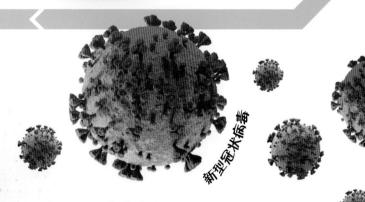

新型冠状病毒

经由动物
传染给人的疾病，
属于人畜共患疾病。

新型冠状病毒感染

新型冠状病毒通过空气中的唾液飞沫传播，它所引发的新型冠状病毒感染于2019年首次暴发，并肆虐全球。

药物

药物的形态多种多样，有药水、药霜，也有药贴、药片……有些药物还具备止痛功效。但你要切记哟：药不能乱吃，必须遵医嘱服药。

药剂师

药剂师熟悉各种药物的特点和功效，你如果不舒服，他们能为你提供用药建议。他们还会检查医生开具的处方，为你准备带回家服用的药物。

外科医生

外科医生接受过专门训练，他们能借助器具检查患者身体内部，并施行修复。

好似草木又逢春

我们都是血肉之躯，生病、受伤在所难免。可是问题来了，一旦生病受伤，该向谁**求助**，才能康复如初呢？答案当然是：寻医问药。**专业医护人员**能帮我们诊治病痛，有多种**治疗手段**可以帮我们重新找回健康。

诊断

有了病，人们通常会去看医生，请医生做出诊断，看看到底是哪里出了问题。医生会对你的身体做一番检查，然后或是给你开药方，或是送你去做进一步检查以确定病因。

医生

医生可能会为你做胸部听诊，检查呼吸是否正常。还会测量你的体温，以找出症结所在。

影像设备

这类特制仪器能够对患者身体进行扫描，为人体器官和骨骼拍摄出清晰照片，让人一目了然。

血液化验

血液化验结果中的各项指标，有助于医生诊断患者的器官健康状况和感染情况。

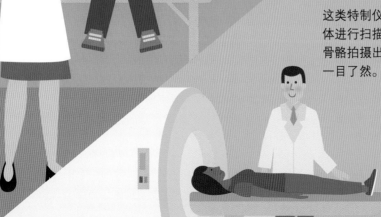

手术

手术能修复受损的骨骼和组织，还能将身体的某些患病部位切除。做手术时会用到一种叫麻醉剂的药物，它能让患者昏睡过去，这样他们就感觉不到疼了！

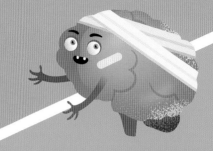

去医院

人们去医院就诊的原因形形色色。比如，有的人遭遇事故，需要去医院接受紧急处理；有的人患有慢性病（长期存在且难以治愈的疾病），需要定期去医院接受治疗。

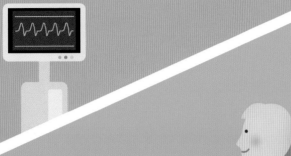

理疗师

受伤后如何康复？理疗师能指导你通过锻炼让肌肉复健。

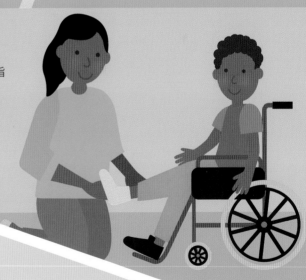

草药

古时候的人类曾一度用草药治病。许多草药疗法流传至今，依然颇受欢迎。

针刺

针刺疗法，是由医生将毫针刺入患者身体特定穴位，并运用专业手法借助毫针刺激穴位，从而为患者进行治疗的方法。

替代疗法

有些医生会借助针刺等非现代西医方法为患者治疗，有时治疗过程中还会配以草药。

血肉之躯的**未来**

眼下，人类的生活方式、信息收集方式，乃至医疗保健系统的运转方式，都在随**技术**革新而不断调整、变化着。那么在未来，血肉之躯会变成钢筋铁骨吗？我们不得而知。但科技与医学的结合，也许有助于我们获得**更绵长**的寿命，以及**更健康**的生活。

个性化医疗

现如今，科学家们已能做到先对患者的DNA加以研究，然后据此为他"量身定制"药物了。这种一对一的个性化医疗手段，说不定日后会越来越普及。哪些人会是罹患某种疾病的高风险人群？这些重要信息，都"写"在DNA上。

DNA

人体血液中的
纳米机器人

纳米技术

科学家们正在研究新方法，针对身体特定部位的疾患展开治疗。他们会借助像细胞一般大小的微型机器人（"纳米机器人"），将药物精准送达人体病灶处，分毫不差。

3D打印技术

3D打印的奇妙之处在于，它能通过逐层打印的方式完美构造出物体。科学家们正在试验的3D器官打印，就是用这种技术打印出器官的塑料模型，然后在模型上培养人体细胞，使其繁殖发育成新器官！

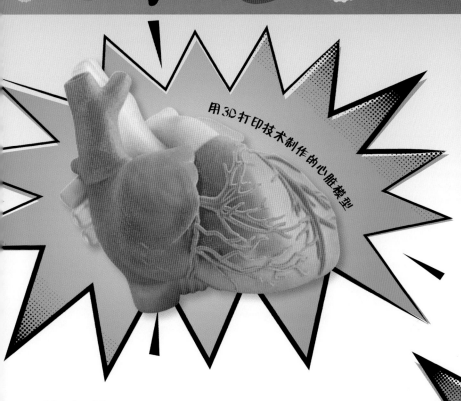

用3D打印技术制作的心脏模型

仿生眼就是这个模样。"Bionic"（仿生的）这个词，是由"biology"（生物）跟"electronic"（电子的）合成而来的。

仿生体

在未来，也许我们可以将某些受损的身体部位替换为具备特殊功能的电子部件。比如，与人类肉眼相比，仿生眼的夜视功能更强大。

人工智能

目前科学家正在研究，看计算机到底能不能像人类医生那样读懂X射线图像。假如经过一番训练后，计算机能将这套工作搞得一清二楚，那么诊断效率就会大大提高。

未来生活中，机器人可能会协助医生诊治疾病。

术语表

在探讨、学习涉及人体的相关知识时，这些词语可以助你一臂之力。

DNA
脱氧核糖核酸的英文缩写。正是这种化学物质构成了基因。

X射线
一种能量很大的光，可以用来为骨骼拍摄医学影像。

表皮
皮肤的最外层，较薄。

病毒
一种微粒。它能进入生物体，支配原本健康的细胞，并不断繁殖，最终导致生物体感染。

病原体
致病生物，如病毒或细菌。

胆汁
胆汁是一种由肝脏分泌并储存在胆囊中的消化液。

蛋白质
生物的基本组成成分。不同蛋白质在人体内各有其功用。

动脉
将血液从心脏输送到身体其他部位的血管。

二氧化碳
人体生成的废气，借由呼气排出体外。

肺动脉
负责将贫氧血从心脏右侧输送至肺部。

肺静脉
负责将富氧血从肺部输送到心脏左侧。

富氧
含有大量氧气。

感觉器官
感觉器官负责收集光亮、声响或触碰等感觉信息。

感受器
细胞上的微小结构，它会采集与光、热、痛等感觉相关的信息，并将信息以信号形式传递给神经。

骨髓
果冻状物质，多存在于骨内部的中心位置。红骨髓不断生成血细胞；黄骨髓储存脂肪，为身体提供能量。

基因
基因存在于细胞核中的染色体里，由脱氧核糖核酸构成。从身体的构建，到各项机能的运转，都离不开基因提供的"指令"。

激素
由腺体分泌并释放到血液中的化学物质，用以向身体其他某部位传递信息。

静脉
将血液从身体其他部位输送到心脏的血管。

卡路里
一种能量单位。

抗生素
用以治疗细菌感染的药物。

抗体
血液产生的一种特殊蛋白质，用以攻击感染身体的病菌。

麻醉剂
在为患者做手术前所使用的一种药物。其作用在于使人昏睡或麻木，故而感觉不到疼痛。

毛细血管
连接动脉与静脉的最细小血管。

酶
身体生成的一种特殊化学物质，具有催化能力，比如在消化过程中促进食物的分解。

黏液

我们的鼻子、喉咙、肺、胃等部位分泌的一种黏性物质，具有一定的保护作用。

贫氧

没有多少氧气。

器官

彼此协同运转以保证人体正常运转的两个或多个组织，如心脏、眼睛、脑，等等。

腔静脉

人体内最大的静脉，负责将贫氧血输送到心脏。上腔静脉负责输送来自上半身的静脉血，下腔静脉负责输送来自下半身的静脉血。

染色体

由脱氧核糖核酸构成的丝状结构体，存在于细胞核中。

人工智能

运用机器来模拟、再现人脑思维过程，并完成此前由人类完成的任务。

神经元

通过神经系统发送、接收电信号，以实现信息传递的神经细胞。

生物

有生命之物，如植物、动物。某些单细胞生命形态也属于生物。

收缩

变得更小或更短。

输血

将血液从一只动物体内转移到另一只动物体内的过程。输血通常被作为治疗手段之一，用以为失血过多的一方及时补充血液。

唾液

唾液腺在口腔中分泌的透明液体，有助于保持口腔健康。

细胞

构成一切生物体的基本单位。

细胞核

细胞的重要组成部分，含有细胞的遗传物质并支配其活动。

细胞器

细胞内部具备特定功能的结构体，如细胞核。

细菌

细菌是由单一细胞构成的微型有机体，分为有益细菌和有害细菌：前者有助于维持人类身体健康，后者如不加以妥善处置，则会导致多种疾病。

腺体

这类器官负责分泌汗液、激素、眼泪或唾液等物质。

血管

血液所流经的管道。

血液凝块

汇集在某处的血液逐渐固化，聚合成凝胶状的块状物。

氧气

身体细胞保持活性所必需的气体。以人类为例：氧气被吸入肺部，并由此进入循环着的血液中。

叶

某些器官上近似圆形的组成部分，如大脑皮层就包含四个脑叶：枕叶、额叶、顶叶和颞叶。

移植

一种用他人的健康器官替换掉患者受损器官的手术。

疫苗

一种药物，通常以注射形式接种至人体内，通过"训练"免疫系统对抗病毒，从而维护身体健康。

营养素

食物中含有的，可供身体发育、活动及修复细胞的物质。

真皮

皮肤的内层，较厚，包含神经、腺体、血管和毛囊。

诊断

通过观察症状、检查身体以及进行医学测试等，确定患者所患疾病。

主动脉

人体中的最大动脉，将富氧血从心脏左侧输送到身体其他部位。

子宫

女性生殖系统的组成部分。胎儿在此发育，直至脱离母体。

组织

组合在一起并发挥类似功能的一组细胞。

索引

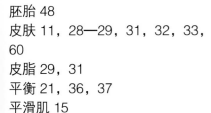

致谢

DK向下列人员致以谢意：负责图片搜集的瓦吉沙·普什普（Vagisha Pushp）和维沙尔·加夫里（Vishal Ghavri），在高分辨率工作方面给予协助的卡尼卡·卡拉（Kanika Kalra）和维杰·坎德瓦尔（Vijay Kandwal），校对员波利·古德曼（Polly Goodman），以及负责编制索引的海伦·彼得斯（Helen Peters）。

作者将此书献给她的父亲和哥哥："感谢你们的坚定支持。"

The publisher would like to thank the following for their kind permission to reproduce their photographs:

(Key: a-above; b-below/bottom; c-centre; f-far; l-left; r-right; t-top)

4-5 Getty Images / iStock: Inok (c). **6 Dreamstime.com:** Sam74100 (l). **7 Dreamstime.com:** Noriko Cooper (br). **8 Dreamstime.com:** Jlcalvo (cb). **13 Dreamstime.com:** Puntasit Choksawatdikorn (cla); Puwadol Jaturawutthichai (cra). **15 Dreamstime.com:** Jlcalvo (br). **Science Photo Library:** THOMAS DEERINCK, NCMIR (bc). **16 Alamy Stock Photo:** JACOPIN / BSIP SA (bl). **18-19 Getty Images / iStock:** Rodrusoleg (c). **20 Alamy Stock Photo:** Charles Walker Collection (cra); Science History Images (cl, clb). **Dreamstime.com:** Ezumeimages (bc); Odua (cr). **21 Alamy Stock Photo:** Mir Basar Suhaib (tc). **Dreamstime.com:** Alexey Romanenko / Romanenkoalexey (cl). **22 Dorling Kindersley:** Thackeray Medical Museum (br). **24 Dreamstime.com:** Miroslav Ferkuniak (c); Kenishirotie (cb); Piotr Marcinski (br). **25 Dreamstime.com:** Photographerlondon (tc/Boy Running); Viculia (tc/Eye close). **26-27 Getty Images / iStock:** Alex-mit (c). **28-29 Dreamstime.com:** Szefei (t). **29 123RF.com:** Sergey Goruppa (cla). **Alamy Stock Photo:** Kondor83 (cr). **Dreamstime.com:** Andrii Biletskyi (bc); Photosvit (br); Weedezign (tr). **30-31 Dreamstime.com:** Aaron Amat (c). **31 Dreamstime.com:** Razvan Cornel Constantin (ca). **Getty Images / iStock:** Helivideo (br). **32 Dreamstime.com:** Igor Bukhlin (tr); Flynt (c). **32-33 Dreamstime.com:** Starvarz (b). **33 Dreamstime.com:** 0meerk (clb); Hafiza Samsuddin (tl); Aaron Amat (cla); Akbar Solo (br). **34-35 Dreamstime.com:** Andrey Armyagov (c/Background). **36 Dreamstime.com:**

Ragsac19 (l). **37 Alamy Stock Photo:** ALAN OLIVER (bl). **Science Photo Library:** LENNART NILSSON, TT (cra). **38 Dreamstime.com:** Marlene Vicente (l). **39 123RF.com:** utima (cb). **Dreamstime.com:** Tonny Anwar (crb); Boroda (cr); Nikolai Zaiarnyi (br); Marilyn Barbone (bl). **40 Alamy Stock Photo:** Alexandr Mitiuc (c). **41 Dreamstime.com:** Fizkes (cr). **44 Dreamstime.com:** 7active Studio (cr). **45 Dreamstime.com:** Andriy Klepach (br/Pear); Oleksandr Shyripa (br/Grapefruit). **46 Alamy Stock Photo:** William Arthur (cla); Science History Images (clb). **Dreamstime.com:** Kalcutta (cra). **Science Photo Library:** A. BARRINGTON BROWN, © GONVILLE & CAIUS COLLEGE (br). **47 Alamy Stock Photo:** Album / British Library (ca); REUTERS (tl). **Dreamstime.com:** Darryl Brooks (cr); Georgios Kollidas (c). **Getty Images / iStock:** Denes Farkas (br). **Science Photo Library:** Science Photo Library (cl). **48 Dreamstime.com:** Jose Manuel Gelpi Diaz (crb/Baby crawling); Nontapan Nuntasiri (crb/newborn baby); Katerynakon (cl); Magicmine (c). **49 Dreamstime.com:** Kdshutterman (l); Roman Samborskyi (cl); Mimagephotography (cr); Roman Shyshak (r). **50 Dreamstime.com:** Onur Ersin (cla); Viktorfischer (ca); Julián Rovagnati (cra); Nevinates (cla/Raw Potato). **50-51 Dreamstime.com:** Svitlana Ponurkina (b). **51 Dreamstime.com:** Akulamatiau (cra/Butter); Pipa100 (cla/Tofu); Sergii Gnatiuk (cla/Glass jars); Draghicich (ca/Cheese); Viktorfischer (ca/Yoghurt); Photosvit (cr); Monkey Business Images (crb/Schoolboy); Vudhikul Ocharoen (crb/Asian girl); Witold Krasowski / Witoldkr1 (cla/Fish); Dreamstime.com: Chernetskaya (crb/Avocado); Chernetskaya (cra/Avocado). **Getty Images / iStock:** Coprid (ca/Dairy box). **53 Dreamstime.com:** Aurinko (tr); Dimarik16 (cla); Daria Medvedeva (tl); Tomasz Śmigla (tc).

55 Dreamstime.com: Chernetskaya (cr); Lightfieldstudiosprod (cl); Anna Kraynova (bl); Godfer (bc); Sasi Ponchaisang (br); Scott Griessel / Creatista (c). **56 Dreamstime.com:** Tom Wang (bl). **57 Alamy Stock Photo:** Hagai Nativ (br). **58 Dreamstime.com:** Andreus (tl). **59 Alamy Stock Photo:** Science Picture Co (tr); Pictures Now (br). **61 Dreamstime.com:** Deyangeorgiev (crb); Jaroslav Moravcik (bl); Pongmoji (cra); Margoe Edwards (cr); Photowitch (br). **62 Dreamstime.com:** Patrick Guenette (ca); Serhii Suravikin (clb). **63 Dreamstime.com:** Heritage Pictures (tl); Satori13 (clb); Sdecoret (br). **Science Photo Library:** EYE OF SCIENCE (tr). **66 123RF.com:** nobeastsofierce (bl). **Dreamstime.com:** Sur (cr). **67 Dreamstime.com:** Denisismagilov (cr); Ronald L (tl). **Shutterstock.com:** Ociacia (bc)

Cover images: Front: Dreamstime.com: Sdecoret tr, Tinydevil clb; **Back: Dreamstime.com:** Eldoctore crb, Volodymyr Horbovyy tl, Sur cla; **Getty Images / iStock:** Inok tr

All other images © Dorling Kindersley

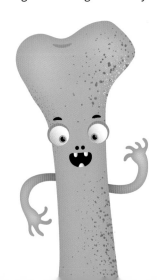